· 预防调理一本通 ·

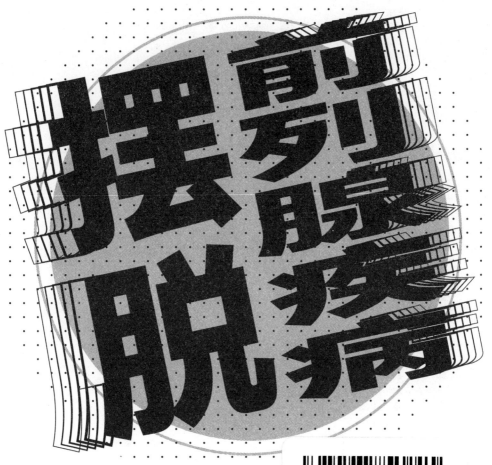

摆脱前列腺疾病

U0278259

尚东浩 主编

王 磊 曹 锐 石铭俊 副主编

中国人口与健康出版社
China Population and Health Publishing House
全国百佳图书出版单位

图书在版编目（CIP）数据

摆脱前列腺疾病 / 尚东浩主编 . —— 北京：中国人
口与健康出版社，2025.4. —— ISBN 978-7-5238-0188-8

Ⅰ . R697

中国国家版本馆 CIP 数据核字第 2024GN1490 号

摆脱前列腺疾病
BAITUO QIANLIEXIAN JIBING

尚东浩　主编

责 任 编 辑	张宏君
责 任 设 计	侯 铮
责 任 印 制	王艳如　任伟英
出 版 发 行	中国人口与健康出版社
印　　　刷	固安兰星球彩色印刷有限公司
开　　　本	710 毫米 ×1000 毫米 1/16
印　　　张	11.25
字　　　数	150 千字
版　　　次	2025 年 4 月第 1 版
印　　　次	2025 年 4 月第 1 次印刷
书　　　号	ISBN 978-7-5238-0188-8
定　　　价	29.80 元

微　信 ID	中国人口与健康出版社
图 书 订 购	中国人口与健康出版社天猫旗舰店
新 浪 微 博	@ 中国人口与健康出版社
电 子 信 箱	rkcbs@126.com

总编室电话	（010）83519392	发行部电话	（010）83557247
办公室电话	（010）83519400	网销部电话	（010）83530809
传　　　真	（010）83519400		
地　　　址	北京市海淀区交大东路甲 36 号		
邮　　　编	100044		

前　言

前列腺是男性特有的器官，它位于男性尿道与生殖道的"交叉路口"，是男性生殖器附属腺体中最大的一个实质性器官。这样特别的位置，决定了它更容易受到各种致病因子的"袭击"，这也是前列腺疾病发病率居高不下的重要原因之一。

前列腺不仅参与精液生成与射精，还参与控制排尿，因此前列腺的健康与否，很大程度上影响着男性的性生活质量和健康。前列腺发生病变不仅会给患者带来生理上的不适、痛苦，还会波及相邻器官，诱发泌尿生殖系统感染、肾炎等其他疾病。更有甚者，还会导致性功能障碍、不育、内分泌失调、心理健康问题等。

常见的前列腺疾病主要有三种：前列腺炎、前列腺增生与前列腺癌。前列腺炎以 40 岁前的年轻人为主；前列腺增生通常发生在 40 岁以后，其发病率随着年龄的增大逐渐增高；前列腺癌主要以老年人为主，发病率近年来也呈上升趋势。

如果我们把男性生理的循环代谢系统比作交通系统，那么，前列腺就是系统中一个重要的"交通枢纽"，同时也是一个"多灾多难的事故高发区"，在少年、青壮年、老年各个年龄段随时都有发病的可能。

前列腺疾病不仅发病率高，而且迁延难愈，容易复发，一旦染上会给患者带来极大的痛苦与不便。所以，每位男性都应该了解自己的身体，了解自己的前列腺，从阅读本书开始，关爱自己，把幸福、健康牢牢把握在自己手中。

编 者
2025 年 1 月

目录 CONTENTS

目录

目录

第一章

认识前列腺疾病

　　前列腺疾病是男性的常见疾病，它是唯一在成年男性各个年龄阶段都可能发生的疾病，并且发生的概率很高。前列腺疾病关系着男性一生的健康，因此每一位男性都应该了解前列腺疾病，关爱自己。

揭开前列腺的神秘面纱

与人体的其他器官相比，前列腺几乎不会引起人们的重视，甚至很多男性还不了解前列腺到底是个什么器官。但就是这样一个不被人关注的小腺体，却和生育及性能力等密切相关。

每个男人只有一个前列腺，它深居在盆腔内，质地坚韧，色淡红而稍带灰白色，是男性生殖系统中最大的附属性腺。

前列腺由平滑肌组织和腺体组织构成，是不成对的实质性器官，其正常大小上端横径约为4厘米，垂直径约为3厘米，前后径约为2厘米。其表面还包绕着一种称为前列腺囊的筋膜鞘。前列腺囊与前列腺之间有前列腺静脉丛，前列腺的分泌物是精液的重要组成部分。

前列腺的形状呈一个前后稍扁的栗子形，它分为外周带、中央带、移行带和尿道周围腺体区。前列腺前面是耻骨联合，后面是直肠壶腹，直肠指检时可通过直肠触及前列腺的后面，是诊断前列腺是否出现病变的一种方法。幼儿的前列腺很小，随着年龄的增长，腺体迅速生长。中老年时，前列腺出现增生，主要表现为组织学上的前列腺间质和腺体成分的增生，解剖学上表现为前列腺增大，尿流动力学表现为膀胱出口梗阻，临床症状表现为尿频、尿急、夜尿增多等下尿路症状。

前列腺的主要生理功能可概括为以下四个方面。

（1）**外分泌功能**。前列腺是男性生殖系统中最大的附属性腺，也属于人体的外分泌腺之一。它可分泌出精液的重要成分——前列腺液，其对精子正常发育具有重要作用。前列腺液的分泌可受雄性激素调控。

（2）**内分泌功能。**前列腺体内含有丰富的 5α-还原酶，可将睾酮转化为更具生理活性的双氢睾酮。双氢睾酮在良性前列腺增生的发病过程中起着重要作用。通过阻断 5α-还原酶，可减少双氢睾酮的产生，从而在一定程度上可使增生的前列腺组织萎缩。

（3）**控制排尿功能。**当身体产生排尿冲动时，伴随着逼尿肌的收缩，内括约肌松弛，使排尿顺利进行。

（4）**运输功能。**前列腺实质内有两条射精管开口于尿道，当射精时，精囊腺和前列腺的肌肉收缩，可将精液和前列腺液经射精管压入后尿道，进而排出体外。

前列腺的这四项功能在人体内发挥着重要作用。男性要从日常生活细节入手，做好前列腺疾病的预防工作，同时养成良好的饮食习惯，保持乐观平和的积极心态，减少前列腺疾病发生的概率。

健康小贴士

25～40 岁的中青年男性，是慢性前列腺炎的高发人群。近年来，前列腺疾病的发病年龄有年轻化的趋势。调查显示，患前列腺疾病的最年轻的患者有十五六岁的学生，但前列腺增生主要还是在 60 岁以上的老年人中高发。

认识前列腺疾病

前列腺疾病是男性易患的常见病。据统计，约 80% 以上的男性在一生中都会患前列腺疾病。从解剖的角度来分析，前列腺不仅与泌尿系统紧密相关，而且与直肠仅有一层薄薄的直肠壁相隔，在两种排泄环境的"夹缝"下生存，前列腺自然很容易被疾病"眷顾"；从生理功能的角度来分析，前列腺是性功能器官，不洁的性生活，性生活频率过高、过急都会引发前列腺疾病；从人体循环系统的角度来分析，人体全身的各种细菌性炎症，都可以通过血液循环系统或淋巴系统入侵前列腺，引发急 / 慢性前列腺炎等。

前列腺疾病的症状具有复杂性，而且不可名状，患者很难描述具体不适部位和症状，并且是持续性发作，所以常有患者说："患上前列腺疾病，简直是痛不欲生。"其中部分原因与性腺轴有关，它可引发情绪消沉、神经衰弱、精神萎靡等，甚至会感到失望乃至绝望。

前列腺炎分急性前列腺炎和慢性前列腺炎两种。急性前列腺炎以会阴部疼痛、终末血尿、膀胱刺激为主要症状，临床比较少见。慢性前列腺炎可有尿后滴沥、排尿延迟或滴出白色前列腺液等症状，甚至出现阳痿、早泄、遗精等。其中，慢性前列腺炎和慢性骨盆疼痛综合征是前列腺炎的最常见类型，约占慢性前列腺炎的 90% 以上。此外，还有无症状性前列腺炎，患者无主观症状，仅在有关前列腺方面的检查时才发现炎症证据。

前列腺疾病的常见症状有以下几点。

（1）**疼痛**：会阴部、肛门部疼痛，可放射至阴茎、睾丸、腹股沟、耻骨上区、腰骶部等，偶尔还会向腹部放射，后尿道有蚁行感、烧灼感。

（2）**泌尿系症状**：炎症会累及尿道，患者会出现轻度尿急、尿痛、尿频，个别患者甚至会出现终末血尿，早晨排尿之前，尿道口有脓性分泌物或黏液流出。

（3）**生理功能障碍**：可出现性欲减退，性功能障碍，如阳痿、早泄、射精痛、遗精次数增多等症状，个别患者甚至会出现血精或因输精管炎症而使精子活动力减退，导致不育。

（4）**继发症状**：细菌毒素会引起一系列的变态反应，导致虹膜炎、结膜炎、关节炎、神经炎等。

（5）**前列腺肿大**：排尿困难，如排尿无力和间断、尿频、尿后滴沥，或尿不尽感。

前列腺增生是老年男性病人中的常见疾病之一。随着年龄的增长，男性或多或少都有前列腺增生的现象。研究表明，前列腺增生始于40岁以后，60岁以上的老年人患病率增加。前列腺增生的主要症状是排尿困难，轻者夜间起床小便次数增多，有尿不净或尿完后还有少量排出的现象；严重者甚至会出现尿流变细，甚或排不出尿的现象，同时还伴有四肢无力、腰酸腰痛、遗精等症状。一般的保守疗法包括手部按摩，但这对前列腺增生严重的患者效果不太明显，此类患者可以考虑药物治疗或手术治疗。

健康小贴士

前列腺疾病容易误诊或漏诊，主要有两个原因：一是前列腺炎的患者对病情表述不清，常让医生如堕云雾之中，不能及时、正确诊断患者的病情，容易造成误诊或漏诊；二是前列腺增生、前列腺癌等疾病的发展往往有一个较长的过程，其典型症状表现得比较晚，也很容易造成误诊或漏诊。

前列腺疾病的自我检测

前列腺疾病是男性不可忽视的常见病，主要包括炎症、前列腺增生、前列腺肿瘤等。为了早发现、早诊断，对前列腺疾病进行自测是必不可少的一个环节。以下使用"国际前列腺症状评分表（I-PSS）"，可通过回答几个问题来确定前列腺疾病症状的轻重程度，大家自己来检测一下吧。

国际前列腺症状评分表

在过去一个月，您是否有以下症状？	没有	在五次中少于一次	少于半数	大约半数	多于半数	几乎每次	症状评分
1.是否经常有尿不尽感？	0	1	2	3	4	5	
2.两次排尿间是否经常短于两小时？	0	1	2	3	4	5	
3.是否经常有间断性排尿？	0	1	2	3	4	5	
4.是否经常有憋尿困难？	0	1	2	3	4	5	
5.是否经常有尿线变细现象？	0	1	2	3	4	5	
6.是否经常需要用力及使劲才能开始排尿？	0	1	2	3	4	5	
	没有	一次	二次	三次	四次	五次或以上	
7.从入睡到早起一般需要起来排尿几次？	0	1	2	3	4	5	
症状计分的总评分 =							

结论：总分为 0 ～ 7 分，则为轻度症状；8 ～ 19 分为中度症状；20 ～ 35 分为重度症状。一般来说，轻度症状只需要随访，中度症状需要药物治疗，重度症状如药物治疗无效则需要外科手术。如果 7 个问题中的任何一个得分超过 3 分，那么即使总分不高，也需要考虑合适的治疗方案。

由于前列腺疾病的普遍性，患者人群较多，我们可以通过了解前列腺疾病的临床特征，及时发现病情，尽早就医。

除了自测外，也可通过早期的一些预警信号来判断是否有前列腺疾病。前列腺疾病的预警信号除了尿道滴白以外，还有如下四大症状。

（1）**局部疼痛**：当你发现会阴部、大腿根部、耻骨上部、阴茎、睾丸精索、腰骶部等身体部分出现了不同程度的疼痛时，一定要对此引起重视，这很有可能是前列腺疾病的早期预警信号。

（2）**排尿相关症状**：如出现尿频、尿急、尿不尽、尿分叉、尿道内灼痛或痒感等症状，也有可能是前列腺疾病的早期预警信号。

（3）**性功能减退**：阳痿、早泄、射精痛、不射精、性欲减退、精液液化不良、精子质量低下，多是生殖系统出现了故障，可能与前列腺疾病有关。

（4）**某些精神症状**：从精神因素上看，经常出现头晕、乏力、失眠、忧郁、焦虑、注意力不集中、工作效率低下等现象，也可能是前列腺疾病的早期预警信号。

综上所述，身体上很多方面的不适都可能是前列腺疾病的早期预警信号，因此，当我们出现了上述的任何一种或多种症状，都必须高度重视，及时去医院做全面、系统的检查，做到早诊早治。

前列腺疾病的诊断

一些前列腺疾病患者认为，前列腺是一个那么小的器官，即使它得了病也不要紧，熬一熬就会过去，而实际情况却非如此。临床统计表明，前列腺疾病难以自愈。这是因为前列腺的抗菌机能十分惊人，一般病菌很难在其内部存活，但其一旦发病就说明其内部的抗菌机制被破坏，而无法消灭前列腺体内部的病菌。那么，作为前列腺疾病中最常见的前列腺炎，需要通过哪些检查来确诊呢？

精液常规检验

精液常规检验可了解精子的数量、存活率、活力、活动度、白细胞等情况，帮助诊断生殖系统感染的程度。

前列腺液的常规检查并不是最终诊断

前列腺液只占精液的 1/4，除此以外，精液还包括来自附睾、睾丸的液体与精子。在我国有些医院无论是泌尿外科还是男科，都把对前列腺液的常规检查结果作为诊断依据，这是有所欠缺的。国际男科学的诊断标准与美国国立医院的诊断标准都明确规定：前列腺液常规检查白细胞，每高倍视野 10 个以上、卵磷脂小体减少有诊断意义，而细菌培养有助于确定前列腺炎的类型和治疗方案。换言之，不能仅凭一份前列腺液的常规检查报告单就确诊细菌性前列腺炎，这是不科学的，如果就此确定治疗方案那更缺乏合理性。

男科的生化检查

前列腺炎患者需要做生化检查。如果是中青年患者，特别是长期患慢性前列腺炎或附睾炎、睾丸炎的患者，还应该查血睾酮。血睾酮的含量往往与人体的机能、性功能、心理状态、精神、神志等有着密切的关系。当前列腺、睾丸、附睾发生炎症时，其含量会有不同程度的降低。更重要的是，体内血睾酮含量的提高与前列腺及生殖系统的预后息息相关。血睾酮含量快速上升，会加快血液循环，增强身体的免疫力，增进组织的修复能力，会明显改善前列腺及生殖系统症状。如果是中老年患者，在查血睾酮的同时，还应检查前列腺特异性抗原（PSA），它可以帮助分析是否发生癌变。

必须做细菌培养后的药物敏感试验

只有做精液的细菌培养才能确诊致病菌。除此之外，还应该做菌株分离后的药物敏感试验。药物敏感试验是指导医生给患者用药的依据，只有运用敏感药物才可能避免滥用药及耐药菌株的产生，或因滥用药引起的全身不良反应，如对胃、肝、肾、肠道等器官的损害，才可以避免因长期大剂量不正规用药而产生的菌群失调现象。

超声、影像诊断前列腺疾病

医生通过 B 超、CT（计算机体层扫描）和 MRI（磁共振成像）检查可以检测前列腺体积、观察前列腺的内部组织形态及鉴别患者的前列腺疾病类型。但目前仍缺乏 B 超诊断前列腺炎的特异性表现，也无法利用 B 超对前列腺炎进行分类。CT 和 MRI 检查对鉴别精囊、射精管等盆腔器官病变有潜在的应用价值，但对于前列腺炎本身的诊断价值仍不清楚。

上述方法有助于诊断前列腺炎，另外还应当根据实际病情，按照规范去询问患者。

（1）就诊前，要有 3～5 个月的详细用药记录；

（2）诊断检查前，要有近 4～7 天的用药记录与登记；

（3）诊断检查前，近 4～7 天有无指检与按摩前列腺检查史；

（4）诊断检查前，近 4～7 天有无附睾、睾丸疾病治疗史与检查史。

只有做到了上述四条才可以避免出现误诊的情况，如果一个患有慢性细菌性前列腺炎的患者在诊断的前几天仍然用药，由于药物的作用，细菌可能在一定程度上受到抑制，检查的结果可能是无细菌生长，这样势必会给诊断结果的准确性造成影响。又如，有一个疑似慢性细菌性前列腺炎的患者，在诊断前两天曾做过指诊或按摩前列腺，这时的白细胞数量太多，导致卵磷脂小体看不见，这样的结果可能会造成医生的误诊，随之带来的治疗也将是错误的。所以，对于前列腺及生殖系统器官性疾病的诊断必须有严格的诊断标准、诊断条件与保障条件。

健康小贴士

　　前列腺疾病经常被漏诊、误诊与误治，其中一个原因就是前列腺疾病往往是一个渐进的过程，如前列腺增生发展引起排尿困难是个很漫长的过程，前列腺癌从有微小的肿块发展出现症状，常常已是晚期。

前列腺疾病的常见并发症

如果前列腺疾病患者没有得到及时、规范、全面、彻底的治疗，可引起下列并发症：精囊炎、阳痿、早泄、尿道炎、附睾炎、不育症、膀胱颈部硬化症、前列腺结石、前列腺囊肿、前列腺癌等。下面我们就从慢性前列腺炎和急性前列腺炎两种疾病入手，看看它们分别有哪些并发症。

慢性前列腺炎会引发精阜炎：精阜位于后尿道膜部，形状类似丘状突起，两侧有左右射精管的开口。精阜有丰富的神经，在生理上直接控制射精活动和增强性快感。前列腺炎、膀胱炎、尿道炎会引发精阜炎，即使没有感染的因素，频繁的性交、性交中断、手淫、禁欲和遗精也会导致精阜慢性充血，进而造成非细菌性精阜炎。

有了精阜炎后，还会造成后尿道不适，出现尿急、尿频和尿痛等排尿刺激症状，早泄或遗精。另外，由于炎性水肿可造成后尿道收缩无力，使得精液缓缓流出而不是射出，就会导致快感减弱或消失，进而给患者带来很大烦恼。发生急性前列腺炎时，患者可并发以下疾病。

（1）**急性精囊炎、附睾炎或输精管炎**：由于组织结构方面的原因，炎症容易扩散至精囊，导致急性精囊炎。同时由于细菌可以逆行，通过淋巴管进入输精管的壁层及外鞘而导致附睾发炎，临床表现为附睾出现局部红肿及较硬的结节，并有坠胀感，会阴部不适、触痛。输精管炎是输精管的感染性疾病，好发于青少年，可单发，也可双侧同时受累。单纯输精管炎少见，常与附睾炎同时存在。可以是一般普通细菌的非特异性感染，也可以是特异性病原体感染，如结核性、淋病等。本病分急性输精管炎和慢性输精管炎两大类。炎症改变可导致输精管阻塞，进而引起继发性不育症。

（2）**精索淋巴结肿大**：前列腺与精索淋巴在小骨盆中交通，前列腺急性炎症时可波及精索，引起精索淋巴结肿大且伴有触痛。

（3）**性功能障碍**：急性炎症期会出现前列腺水肿、充血或有小脓肿形成，伴有射精痛、疼痛性勃起，再加上全身症状的出现，一般会造成性欲减退、性交疼痛、阳痿等症状，由于炎症会侵犯小血管，还会出现血精等症状。

（4）**急性尿潴留**：急性前列腺炎会引起前列腺出现局部充血、肿胀，压迫尿道，以致出现排尿困难，甚至会造成急性尿潴留。

（5）**其他**：急性前列腺炎严重时可伴有腹股沟牵涉痛，还会发生肾绞痛。

健康小贴士

前列腺炎可以将致病菌传染给妻子或性伴侣，特别是那些由特殊病菌感染引起的前列腺炎，其炎症可以通过性交途径传染给另一方，如滴虫性前列腺炎、淋病性前列腺炎、霉菌性前列腺炎、非淋菌性前列腺炎等。

哪些人更容易患前列腺疾病

在不少男性心中有这样的思维定势，他们认为只有已婚男性或是中老年人才会患前列腺炎、前列腺增生等前列腺疾病。但临床病例却显示，未婚男性中患有前列腺疾病的数量也呈逐年上升的趋势，甚至出现了十几岁的学生患前列腺疾病的案例。因此，不管年龄多大，都应该引起足够的重视。尤其当出现尿急、尿痛、尿频、夜尿多、会阴胀痛、小腹坠痛等症状时，应及时到专业的医院检查诊治。

那么，哪些人容易患前列腺疾病呢？

久坐人群

在办公室工作的人是"久坐族"的中坚力量，另外还有几类人群也长期处于久坐行列，如长时间驾车的男性和出租车驾驶员已成为前列腺疾病的高发人群；IT 行业的编程人员，工作的性质要求他们整天坐在电脑前，使得前列腺长期受到压迫而肿胀、充血，诱发或加重前列腺炎；近些年，投资炒股的人数也在激增，当股民关注于股市行情时，也不可避免地出现久坐、憋尿、紧张等情形，这些都是引发前列腺炎等泌尿系统疾病的诱因。此外，长时间打麻将、玩扑克、熬夜上网等人群也是久坐族的一分子，容易诱发前列腺疾病。

嗜烟酒人群

人们很难把前列腺炎和"病从口入"联系在一起，但事实上一些不良的饮食习惯确实是前列腺疾病的直接诱因。酗酒会对男性的前列腺和尿道产生不良刺激，引发血管扩张，促使前列腺和膀胱颈水肿、充血，进而影响前列腺的正常生理机能。

此外，与不吸烟的男性相比，吸烟者患前列腺系统疾病的概率相对较高。这是因为烟草中含有尼古丁等有害物质，会对前列腺等器官造成严重损害。

性生活不规律人群

性生活过于频繁的男性大都存在前列腺炎的可能，相反，对性生活过于节制，也会造成前列腺液大量囤积，诱发前列腺频繁充血或扩张。此外，性生活中断、体外排精等，同样可使前列腺充血、肿胀而诱发炎症。

冷热不当人群

俗话说"春捂秋冻"，但春季的忽冷忽热还是会让不少人感冒着凉。前列腺有丰富的肾上腺素受体，当受凉时会造成排尿困难，而这又会对前列腺产生不良影响。

其他人群

经常憋尿会使膀胱充盈、胀大，压迫前列腺，同时还可导致排尿无力，引起局部压力过大而造成血流不畅。

此外，便秘者直肠内粪便的积聚，会使得邻近的前列腺充血，而且便秘者往往会用力排便，使腹压增加，不但压迫前列腺，还可能使尿道变细，造成排尿困难，进而影响前列腺的健康。

健康小贴士

骑车与久坐一样，都会造成前列腺及会阴处局部充血，所以长时间骑车容易引发慢性前列腺炎。因此，爱骑车的人在日常生活中要注意减少骑行时间，尤其是已经患有慢性前列腺炎的患者更应注意。一般骑车时间应控制在30分钟以内，如果路途较长，应该在骑车途中适时下车活动一下。另外，最好根据自身情况调整车座的角度，前部不要太高，也可在车座外加装海绵垫，使车座柔软、舒适，这样可以减少前列腺及会阴部的充血，避免慢性前列腺炎的发生或加重病情。

女性也有类似的"前列腺"疾病

虽然女性没有前列腺，但在女性的膀胱出口周围也存在着一些结构与男性的前列腺相似的腺体组织。这种腺体组织在女性进入中老年时期也可以增生，阻塞膀胱出口，造成排尿受阻，形成与男性相类似的"前列腺"疾病。

早在 1672 年，荷兰解剖学家格拉夫就曾指出，"女性前列腺"是那些围绕在女性尿道周围的导管和功能性腺体的集合体。直到 2001 年，美国解剖学术语联邦委员会才同意在新版的"组织学术语"中，以"女性前列腺"取代"尿道旁腺"。现在，医学上已将女性膀胱颈部周围的腺体组织称为前列腺样组织，前列腺样组织增生可引起女性排尿困难等。

女性前列腺样组织重约为 5.2 克，略小于女性的大拇指。

前列腺样组织也是女性一个重要的性器官，其功能与性高潮时的射精有关。女性射精是在达到性高潮时，尿道中喷射出液体的现象。这些液体几乎不含尿素或其他尿液中所有的物质，但其中含有很高的前列腺特异抗原、前列腺酸性磷酸酶等前列腺液特有的成分。

女性前列腺样组织疾病发病年龄也有年轻化的趋势，且诱因和男性相同，如嗜辣、酗酒、嗜烟、久坐、憋尿、饮水不足、性生活过频或长期缺乏等。

要预防此类疾病，女性特别要注意性生活前后的卫生。平时还要多喝水，一旦有尿频、尿急、尿痛及下腹痛等，应尽快就医。平时要多运动，促进血液循环以提高免疫力，其中以跑步、跳绳最为有效。

对于那些经常出现尿流变细、排尿时滴尿、排尿困难的中老年妇女，应及时就医。

健康小贴士

女性性激素分泌失调有可能导致前列腺样组织增生，形成梗阻，造成排尿困难等症状，引发"前列腺样疾病"。因此，女性平时要注意饮食清淡、避免辛辣、寒冷刺激，养成良好的生活习惯与作息规律。特别是那些40岁以上的女性，平时更要注意足量饮水、多排尿，注意性生活卫生，以减少细菌感染。

前列腺疾病的病因

前列腺疾病的发病原因有很多种，下面就向大家分别介绍，掌握了这些病因有助于大家做好前列腺疾病的相应防治。

前列腺炎的病因

前列腺炎的发病原因较多，如频繁的性生活、细菌感染、嗜烟酒、长期食用辛辣刺激食物、受寒等，均可引起前列腺反复充血、水肿，使腺泡扩张、炎症细胞浸润。其病因包括：

（1）**前列腺过度充血**：各种原因导致的前列腺充血，尤其是被动充血是前列腺炎的一个重要致病因素。患者的发病往往不是因为微生物入侵或细菌感染造成的，而是在局部形成无菌性炎症反应并诱发前列腺炎。

（2）**病原微生物感染**：在临床上发现，90%以上的细菌性前列腺炎是由于微生物感染所致。真菌、病毒、细菌、原虫等各种微生物都可成为导致前列腺炎的感染源，其中又以淋球菌、非淋球菌等细菌最为常见。一般来说，细菌的侵入途径主要有三种：一是淋巴感染，如结肠、直肠的炎症和下尿路感染均可以通过淋巴管道而感染前列腺，产生炎症；二是血行感染，细菌从身体内的感染灶（如扁桃体炎、鼻窦炎、龋齿或皮肤感染等）侵入血液，到达前列腺，引起感染；三是逆行感染尿道，膀胱发生炎症，细菌逆行进入前列腺引起前列腺炎。

（3）**过敏、免疫性因素：**医生在临床上发现，慢性前列腺炎与患者自身免疫力有一定的关系。比如那些机体抵抗力低下，对病原微生物的敏感性较高的患者，易诱发慢性前列腺炎。一些关节炎患者往往是因先天或后天免疫缺陷而产生前列腺抗体，从而导致前列腺组织损伤。因此，如果患者经过检查没有发现细菌、病毒、支原体感染的证据，可怀疑是免疫性因素引起的前列腺炎。正常情况下，机体氧自由基的产生、利用、清除处于动态平衡状态。前列腺炎患者氧自由基的产生过多或和氧自由基的清除体系作用相对降低，从而使机体抗氧化应激作用的反应能力降低、氧化应激作用产物或（和）副产物增加，也可能是发病机制之一。

（4）**化学因素：**由于尿液中含有多种酸碱性化学物质，当患者局部神经内分泌失调时，会引起后尿道压力过高、前列腺管开口处损伤，故造成尿液中的刺激性化学物质反流进入前列腺内，进而诱发慢性前列腺炎。

（5）**心理因素：**专家发现，有一半左右的慢性非细菌性前列腺炎患者有抑郁、悲观、焦虑、恐惧等过度紧张的表现。而伴有神经衰弱及疼痛的前列腺疾病患者常过分夸大身体的不适和疼痛，自觉症状往往大于实际的病情，这种情况被称为"紧张型前列腺炎"。这种心理因素对前列腺炎的影响又与年龄的大小有关。一般来说，年龄小的患者精神负担明显大于年龄大的患者，而这种情况往往直接影响到药物治疗的效果。

（6）**排尿功能障碍：**某些因素引起尿道括约肌过度收缩，导致膀胱出口梗阻与残余尿形成，造成尿液反流入前列腺，不仅可将病原体带入前列腺，还可直接刺激前列腺，诱发无菌的"化学性前列腺炎"，引起排尿异常和骨盆区域疼痛等。

许多前列腺炎患者存在多种尿动力学改变，如尿流率降低、功能性尿路梗阻、逼尿肌—尿道括约肌协同失调等。这些功能异常虽然只是一种临床现象，但其本质可能与潜在的各种致病因素有关。

（7）神经内分泌因素：前列腺炎患者往往容易发生心率和血压的波动，表明可能与自主神经反应有关。可伴膀胱尿道功能紊乱，并导致会阴、盆底肌肉异常活动，在前列腺以外的相应区域出现牵涉痛。

（8）盆腔相关疾病因素：部分前列腺炎患者常伴有前列腺外周带静脉丛扩张、痔疮、精索静脉曲张等，提示部分慢性前列腺炎患者的症状可能与盆腔静脉充血、血液瘀滞相关，这也可能是造成久治不愈的原因之一。某些临床诊断为慢性前列腺炎的患者，其病因还可能是间质性膀胱炎所致。

前列腺增生的病因

前列腺增生是中老年男性的一种常见病，发病年龄大都在50岁以上，且随着年龄的增大其发病率不断增高。前列腺增生的发生与体内雄性激素及雌性激素的平衡失调存在密切的关系。男性的主要雄性激素是睾酮，在酶的作用下可变为双氢睾酮，双氢睾酮是雄激素刺激前列腺增生的活性激素。雌激素对前列腺增生亦有一定的影响。

前列腺增生的发生必须具备年龄的增长及有功能的睾丸两个重要条件。但前列腺增生发生的具体机制尚不明确，可能是由于上皮细胞和间质细胞的增殖和细胞凋亡的平衡性破坏所引起。相关因素有：雄激素与雌激素的相互作用、前列腺间质 - 腺上皮细胞的相互作用、生长因子、炎症细胞、神经递质及遗传因素等。

前列腺癌的病因

引起前列腺癌的危险因素尚未明确，但是其中一些已经被确认。遗传是一个很重要的因素，如果有一个一级亲属（父亲或亲兄弟）患有前列腺癌，其本人患前列腺癌的危险性会增加 1 倍以上。两个或两个以上一级亲属患前列腺癌，相对危险性会增至 5 ～ 11 倍。有前列腺癌阳性家族史的患者比那些无家族史患者的确诊年龄早 6 ～ 7 年。前列腺癌患病人群中一部分亚人群（大约 9%）为真正的遗传性前列腺癌，表现为直系亲属中有三个或三个以上或至少有两个为早期（55 岁以前）患前列腺癌。

外源性因素会影响从潜伏型前列腺癌到临床型前列腺癌的进程。这些因素的确认仍然在讨论中，但高动物脂肪饮食是一个重要的危险因素。其他危险因素包括维生素 E、硒、木脂素类、异黄酮的低摄入。除此之外，还有一些保护因素，比如番茄中含有番茄红素，是很强的抗氧化剂，是前列腺癌潜在的保护因素。阳光暴露与前列腺癌的发病率呈负相关，由于阳光可促进维生素 D 的合成，因此可能成为前列腺癌的保护因子。在前列腺癌低发的亚洲地区，绿茶的饮用量相对较高，绿茶可能为前列腺癌的预防因子。

前列腺癌患者主要是老年男性，新诊断患者的中位年龄为 72 岁，高峰年龄为 75 ～ 79 岁。在美国，大于 70% 的前列腺癌患者年龄都超过 65 岁，50 岁以下男性很少见，但是大于 50 岁以上，发病率和死亡率就会呈指数增长。

前列腺痛的病因

前列腺痛通常被描述为非细菌性前列腺炎的特殊类型，尤其是骨盆疼痛综合征的患者。表现为有间歇性或持久性的尿急、尿频、尿痛、排尿困难等不适症状，但无泌尿系统感染病史，前列腺触诊也没有异常，前列腺液的涂片镜检正常及细菌培养阴性，其前列腺常无明显的炎症病理改变，常见于 20 ～ 45 岁的青壮年。

前列腺痛的发病机制未明，病因十分复杂，多数学者认为其主要病因可能是病原体感染、炎症和异常的盆底神经肌肉活动等的共同作用。

前列腺痛并不是前列腺的真正感染，其病因主要集中在前列腺以外的原因上，如括约肌、尿道肌或盆底肌的真性、痉挛性疼痛。这种疼痛往往与患者的精神情绪有关。也有不少学者认为，尿道的短期痉挛导致骨盆底紧张性肌痛是造成前列腺痛的一个原因。有专家曾对 64 例前列腺痛患者做尿流动力学检查，发现有 72% 的患者是以膀胱与尿道的异常痉挛作为唯一的病因，17% 的患者有痉挛并伴有骨盆底紧张性肌痛或前列腺增生，8% 的患者只有骨盆底紧张性肌痛，剩下的 3%

的患者只出现症状而无病因。

另外，前列腺痛患者也常常伴有情绪上的不稳定和紧张，常存在性心理异常和严重的焦虑，而且前列腺痛患者对治疗的反应似乎与心理异常的程度存在某种程度上的一致性。

健康小贴士

人的心理活动是异常复杂的，很多人的心理因各种因素的影响普遍比较浮躁、焦虑、急躁、抑郁等。这些异常的心理活动会降低人体的免疫水平。实验证明，一个情绪长期压抑的人，血液中免疫球蛋白的水平比正常人低，患感冒、胃溃疡、前列腺炎甚至癌症的可能性自然比正常人高得多。

大部分的急性前列腺炎患者能完全治愈，但也有少数的患者会转为慢性前列腺炎。

前列腺疾病的认识误区

前列腺疾病严重危害男性的健康，影响着男性的生活质量。目前的调查显示，罹患前列腺疾病的人数日益增加，其中不少人的病情不能得到及时、有效地控制和缓解，很大原因在于患者对疾病的认识和治疗存在种种误区。只有走出误区，排除错误观念，患者才能正确面对疾病，从而实现科学治疗，重获健康。

误区一：前列腺疾病是老年人的"专利"

很多年轻人认为，前列腺疾病是老年人的"专利"，实际情况却并非如此。临床数据显示，前列腺炎更常发生于中青年男性。这是因为中青年男性性冲动强烈，极易导致前列腺反复充血，不利于细胞代谢，使细菌大量进入。加上这一年龄段的男性本身前列腺的分泌功能十分旺盛，为细菌的繁衍提供了温床。另外，中青年男性的压力大、生活节奏快，身体长期疲劳或经常熬夜等不良的生活习惯也可导致前列腺充血。

误区二：随着年龄增大，出现排尿困难等问题是正常情况

有些人认为，步入中年以后，出现尿频、尿急、排尿无力、尿不尽等都是正常的生理现象，算不上是病。对于已经出现的排尿障碍，

则认为是年纪大了气虚，排尿不顺畅也是理所应当的。长此以往，残留在膀胱里的尿液逐渐增多，尿液反流将导致肾积水，容易合并感染，甚至会引发尿毒症。

误区三：判断前列腺增生的病情只看症状

怎样判断前列腺增生的病情是否严重呢？前列腺增生的症状与前列腺大小不成正比。有些人在进行体格检查的时候发现前列腺变大，有增生，但身体并没有出现任何症状，就认为这种情况并不需要治疗。

其实，症状并不能成为判断病情轻重的全部依据，医生专门针对前列腺的检查结果对判断病情的轻重也很重要，最常用的检查方法是 B 超。通过 B 超能了解前列腺的形态、大小，比医生用直肠指检（泌尿外科医生检查前列腺时最常用到的一种检查方法）的方法更为精确，还能鉴别肾脏、膀胱有无其他病变。前列腺增生同时有肾积水说明病情较重。另外，B 超测残余尿既方便，又很可靠。尿流率测定也是近年推出的一项检测方法。正常人最大尿流率一般不低于每秒 20 毫升，老年人每秒 15 毫升以上可算是正常，若每秒不到 10 毫升说明病情较重。

误区四：前列腺疾病是治不好的绝症

经常听到人们这样说："前列腺疾病难以治愈，而且容易复发。"很多前列腺疾病患者深受这种观念的影响，要么自暴自弃，要么担心过度。不少患者对病症采取消极态度，任其发展。这类态度是非常不可取的，因为正确认识它的本质，配合科学的治疗和生活保健措施，前列腺疾病是可以治愈的。

健康小贴士

　　除了对前列腺疾病的认识误区外，患者在接受治疗的过程中也存在着误区。形象地说，前列腺疾病一半出于"身"，另一半则出于"心"，因此，治病要先治"心病"。很多前列腺患者在治疗时存在一定的心理误区：一是急功近利，有的患者工作繁忙，经过一定时间的治疗，等到表面症状消失了，便立即停止治疗，结果没多久症状就又出现了；二是"张冠李戴"，将前列腺疾病当成性病治疗。

排尿困难可能不是前列腺的问题

前列腺疾病最直接的表现是排尿困难，但并不是所有的排尿不畅都是前列腺疾病。关于这点，易患前列腺疾病的人群，或是有心脑血管疾病家族史的男性要格外注意。

排尿是每人每天都在做的"简单事"，但其过程是非常复杂的。排尿的畅快感与泌尿系统、神经系统关系密切，而且男性泌尿系统中除了前列腺外，还包括肾脏、输尿管、膀胱、尿道等多个器官，这些器官分工合作，人才能正常地排尿，并体会到畅快感。

在正常情况下，人体排尿过程要求各泌尿器官正常运作，而且神经系统要保持完整，同时膀胱能够产生一定压力，并且膀胱逼尿肌与尿道括约肌的松弛"动作"要相互协调，才能将尿液排出体外。在这个过程中，任何一个环节发生障碍都会影响到排尿。因此，仅凭排尿困难就断定是前列腺问题过于草率了。

那么，除了前列腺疾病，生活中还有哪些疾病能导致排尿困难呢？

尿道疾病

尿道是膀胱通向体外的管道，男性尿道有 16 ～ 20 厘米长，很容易发生炎症或形成瘢痕，造成尿道狭窄。尿道狭窄影响尿液排出，从而表现出排尿费力的症状。另外有些男性患有包茎，也容易出现排尿困难。

膀胱疾病

膀胱是尿液暂时的存储场所，膀胱发生炎症或者因某些原因接受过侵入性操作，如做过膀胱镜检查、曾经留置过导尿管等，也会发生排尿困难的情况。另外，由于经常憋尿等不良习惯，导致膀胱发生炎症，或者造成膀胱逼尿肌松弛，也会引发排尿问题。

神经性疾病

在泌尿系统中，存在着一定数量的感觉神经和运动神经通路，向大脑传递排尿信号，当这些神经通路出现问题时，尽管膀胱、尿道、前列腺等泌尿器官正常，但排尿信号无法正常传送到大脑，大脑也不能很好地控制尿路器官，因此就会出现排尿困难。在临床中，最常见的这种神经性泌尿疾病为神经性膀胱炎，而其导致的排尿症状也不仅是排尿困难，还可能包括无法控制排尿、尿液淋漓不尽等。一般来说，神经性膀胱炎都不是单独发作的，往往同糖尿病、药物、炎症等导致的外周神经损害以及脊髓受到严重伤害或者是颅内肿瘤同时出现。

严重的心脏疾病

在众多导致排尿症状的原因中，有一原因与泌尿系统无关，却同样可以造成排尿症状，那就是慢性心脏功能衰竭。慢性心脏功能衰竭导致全身器官负担过重或肾脏负担过重，就会发生夜尿增多的情况，引起排尿症状。

　　总之，单纯地以排尿症状来断定自己是否有前列腺疾病是不准确的，一定要去医院进行检查，否则很可能让健康的前列腺替其他器官或神经受过，并且还不能缓解病情。

健康小贴士

　　尽管泌尿系统疾病最早都表现在排尿症状方面，但排尿症状并不能作为判定是否患泌尿系统疾病的唯一依据，很多人会把单纯的排尿次数增多或减少与排尿症状混淆，这点尤其要注意。

第二章

常见前列腺疾病的防治

　　中医提倡"治未病"，在疾病发生前，将其遏制在萌芽状态是最好的治疗方法。前列腺疾病也是如此。生活中，成年男性易患前列腺炎、前列腺增生等疾病，而这些疾病往往会给人带来难以言说的病痛和烦恼，且很难根治。与其发病后疼痛、苦恼，不如及早采取措施，预防为主。

前列腺炎的分类与确诊

前列腺炎是指在病原体和（或）某些非感染因素作用下引起的前列腺炎症性疾病，从而引起的全身或局部症状，是成年男性的常见疾病。前列腺炎让男人失去的不仅是健康，还有尊严与家庭幸福。

前列腺炎有很多种分类，传统的分类方法主要有四种：

（1）根据患者的发病过程和临床表现，可将前列腺炎分为急性前列腺炎和慢性前列腺炎。

（2）根据病原体不同，可分为细菌性前列腺炎、非细菌性前列腺炎、淋菌性前列腺炎、真菌性前列腺炎和滴虫性前列腺炎等。

（3）根据前列腺炎的病理变化，可分为特异性前列腺炎与非特异性前列腺炎。

（4）根据细菌培养的"四杯法"为基础的传统分类方法，将前列腺炎划分为急性细菌性前列腺炎、慢性细菌性前列腺炎、慢性非细菌性前列腺炎和前列腺痛四类。

尽管这种传统的分类方法已沿用多年，但由于不够精确，反而影响了前列腺炎的诊断与治疗。

现代医学提出了前列腺炎综合征的概念，是指细菌性前列腺炎、非细菌性前列腺炎、前列腺痛，以及多种前列腺疾病，如膀胱颈部病变、间质性膀胱炎、精囊疾病、尿道疾病等引起的一组常见的临床疾病，由于它们具有与前列腺异常相关的症状与临床表现而将其归为一类疾病。这一概念的出现拓宽了前列腺炎的研究范围，使许多学者开始重新考虑对前列腺的认识。

1995 年，美国国立卫生研究院在过去综合分类的基础上对前列腺炎重新进行了分类，新的分类方法将前列腺炎划分为：

（1）Ⅰ型前列腺炎，又称急性细菌性前列腺炎。这是一种急性尿路感染，细菌存在于中段尿液，与引起尿路感染的微生物相同，主要为革兰氏阴性菌。起病急，可表现为突发的发热性疾病，伴有持续和明显的下尿路感染症状，尿液中白细胞数量升高，血液或（和）尿液中的细菌培养阳性。

（2）Ⅱ型前列腺炎，又称慢性细菌性前列腺炎。这是由泌尿系统病原微生物感染引起的前列腺炎症，并伴有反复发作的下尿路感染，具有复发性尿路感染的特征。

（3）Ⅲ型前列腺炎，又称慢性非细菌性前列腺炎/慢性盆骨疼痛综合征。该类型疾病是前列腺炎中最常见的一种类型，可进一步分为ⅢA 型和ⅢB 型。患者的临床表现为盆腔区域的不适或疼痛至少持续 3个月，可伴有各种排尿和性生活方面的不适症状，但无尿路感染病史，实验室检查也不能证明感染的存在。

ⅢA 型为炎症性慢性骨盆疼痛综合征，也称无细菌性前列腺炎。在患者的精液、前列腺液或前列腺按摩后的尿液标本中存在有诊断意义的白细胞，是前列腺炎各种类型中最常见的一种。

ⅢB 型为非炎症性慢性骨盆疼痛综合征，在精液、前列腺液或前列腺按摩后的尿液中不存在有诊断意义的白细胞。

（4）Ⅳ型前列腺炎，又称无症状性前列腺炎。患者没有明显的主观症状，因其在前列腺的活检组织、精液、前列腺液、按摩后的尿液标本中偶然发现存在炎症反应的证据才得以诊断，患者前列腺液中前列腺特异性抗原水平也可增高。大部分患者血清前列腺特异性抗原水平增高，在进行前列腺组织活检时没有发现癌变，却偶然发现了炎症的存在；有些男性不育症患者在进行不育原因检查时发现精液内存在大量的炎症细胞，并因此发现了前列腺内也存在炎症反应。

如前所述，根据发病过程和临床表现，前列腺炎可分为慢性前列腺炎和急性前列腺炎两种，其确诊方式也有所不同。

（1）**慢性前列腺炎临床表现与诊断依据**。慢性前列腺炎患者的常见的症状有：后尿道有蚁行感、烧灼感，会阴部、肛门部疼痛可放射至腰骶部、腹股沟、耻骨上区、阴茎、睾丸等；炎症累及尿道，患者可有轻度尿频、尿急、尿痛，个别患者甚至会出现终末血尿，清晨排尿之前或大便时尿道口可有黏液或脓性分泌物排出；还可能出现性功能障碍；抑郁、乏力、失眠等；也可出现结膜炎、虹膜炎、关节炎、神经炎等。尿液和前列腺液分段定位培养用于慢性前列腺炎的诊断，也有一定价值。患慢性前列腺炎时前列腺液 pH（酸碱值）增高、锌含量降低，这也有助于诊断此种疾病。

（2）**急性前列腺炎临床表现与诊断依据**。发病急，有全身感染征象或脓毒血症表现，高热、尿急、尿频、尿痛、会阴部和耻骨上区疼痛、直肠胀满、排便困难，甚至尿潴留。对有上述症状的患者，直肠指检可触到前列腺肿大，表面光滑、张力大，且有明显压痛。急性前列腺炎仅可做直肠指检，切勿进行前列腺按摩，以防止炎症扩散。尿液检查时可见红细胞、脓细胞，B 超检查对诊断也有一定帮助。

健康小贴士

实际上，人们普遍存在对前列腺炎及其相关知识缺乏的情况，很多患者在第一次就诊或多次就诊过程中，医生并没有教给他们关于前列腺炎的足够或必要的知识，因而使患者对治疗的配合程度受到了一定影响，这往往是造成疾病反复发作或治疗效果不佳的主要原因。因此，患者掌握了有关前列腺疾病的科普知识显得十分重要。

前列腺炎的中医疗法

在中医学上认为，前列腺炎属于淋浊范畴，湿热蕴结与瘀浊阻滞是该病的主要病机特点。因为湿热之邪不易速去，聚于下焦阻滞络脉出现瘀浊阻滞的征象，"瘀"不仅指淤血，还有淤积不通的意思。"浊"是指湿浊或秽浊的分泌物，病理上表现为前列腺出现慢性充血、水肿，腺导管梗阻，急性前列腺回流受阻，分泌物淤积不去。临床上表现为局部疼痛、排尿异常及性功能障碍等。因此在清利解毒的基础上，还可选用红花、桃仁、丹参等散瘀通络，以改善前列腺充血，消除充血水肿；而薏米、云苓、冬瓜仁等排浊之品能促使前列腺炎分泌物排出，加速其炎性病灶的愈合，消除各种临床症状。

中医学一般把慢性前列腺炎分为五种类型分别进行辨证施治。

（1）**气滞血瘀型**：症状表现为小便涩滞，会阴及小腹胀痛，前列腺肿大、坚硬，舌头紫暗，脉弦涩。治疗的时候需要活血化瘀、行气通络，可以选用少腹逐瘀汤。

（2）**肝肾阴虚型**：症状表现为尿道口常有白浊，会阴坠胀，腰膝酸软，潮热盗汗，舌红少苔，脉弦细数。治疗的时候宜滋肝肾、清泻相火，可以选用知柏地黄汤加减。

（3）**肾阳不足型**：症状表现为小便淋涩挟精，畏寒，腰膝酸冷，阳痿，早泄，舌质淡胖，脉弦沉弱。治疗的时候宜温肾壮阳，可以选用金匮肾气丸加减。

（4）**脾虚湿盛型：**症状表现为小便浑浊，面色不华，肢体困倦，不思饮食，舌淡苔白，脉弦虚。治疗的时候宜健脾利湿，可以选用参苓白术散加减。

（5）**湿热下注型：**症状表现为小便淋涩赤痛，少腹拘急，会阴部胀痛，尿道口有白浊，舌苔黄腻，脉弦滑数。治疗的时候宜清热利湿，可以选用八正散加减。

健康小贴士

前列腺炎，尤其是慢性前列腺炎是一种慢性病症，传统的中医药在其治疗中可发挥非常大的作用，且前景让人乐观。

前列腺炎的西医疗法

由于目前医学对前列腺炎的发病原因机制不是十分了解，再加上其比较特殊的解剖结构以及多发于性活动频繁的人群等多方面的原因，使得医学家很难对它进行根治。但是，随着医学技术的发展，前列腺炎的治疗仍取得了明显的效果。只要患者树立起战胜疾病的信心，与医生密切配合，就存在治愈前列腺炎的可能。

I 型前列腺炎

对 I 型前列腺炎采用抗生素治疗是必要而紧迫的。一旦得到临床诊断或血培养、尿培养结果后，应立即应用抗菌药。开始时可经静脉应用抗菌药，如广谱青霉素、三代头孢菌素、氨基糖苷类或氟喹诺酮类等。待患者的发热等症状改善后，可改用口服药物（如氟喹诺酮），疗程至少 4 周。症状较轻的患者也应使用抗生素 2～4 周。

急性细菌性前列腺炎伴尿潴留者可采用耻骨上膀胱穿刺造瘘引流尿液，也可采用细管导尿，但留置尿管时间不宜超过 12 小时。伴脓肿形成者可采取经直肠超声引导下细针穿刺引流、经尿道切开前列腺脓肿引流或经会阴穿刺引流。

Ⅱ型前列腺炎和Ⅲ型前列腺炎

Ⅱ型前列腺炎和Ⅲ型前列腺炎均为慢性，其临床进展性不明确，不威胁患者的生命和重要器官功能。慢性前列腺炎的主要治疗目标是缓解疼痛、改善排尿症状和提高生活质量，疗效评价应以症状改善为主。

1. 一般治疗：健康教育、心理和行为辅导有积极作用。患者应戒酒，忌辛辣刺激食物；避免憋尿、久坐，注意保暖，加强体育锻炼。

2. 药物治疗：最常用的三种药物是抗菌药、α-受体阻断剂和非甾体抗炎药，其他药物对缓解症状也有不同程度的疗效。

（1）抗生素：在治疗前列腺炎的临床实践中，目前最常用的一线药物是抗菌药，但是只有约5%的慢性前列腺炎患者有明确的细菌感染。

Ⅱ型前列腺炎：根据细菌培养结果和药物穿透前列腺的能力选择抗菌药。药物穿透前列腺的能力取决于其离子化程度、脂溶性、蛋白结合率、相对分子质量及分子结构等。可选择的抗菌药有氟喹诺酮类（如环丙沙星、左氧氟沙星、洛美沙星和莫西沙星等）、四环素类（如米诺环素等）和磺胺类（如复方新诺明）等。

确诊前列腺炎后，抗菌药治疗的疗程为4～6周，其间应对患者进行阶段性的疗效评价。疗效不满意者，可改用其他敏感抗菌药。不推荐使用前列腺内注射抗菌药的治疗方法。

ⅢA型型前列腺炎：抗菌药治疗大多为经验性治疗，理论基础是推测某些常规培养阴性的病原体导致了该型炎症的发生。因此，推荐先口服氟喹诺酮类抗菌药物2～4周，然后根据疗效反馈决定是否继续使用抗菌药治疗。只在患者的临床症状确有减轻时，才建议继续应用抗菌药。推荐的总疗程为 4 ~ 6 周。部分此型患者可能存在沙眼衣原体、解脲支原体或人型支原体等细胞内病原体感染，可以口服四环素类或大环内酯类抗生素治疗。

ⅢB型前列腺炎：不推荐使用抗菌药治疗，可使用 α–受体阻断剂，能松弛前列腺和膀胱等部位的平滑肌而改善下尿路症状和疼痛，因而成为治疗Ⅱ型 / Ⅲ型前列腺炎的基本药物。

在具体用药时，可根据患者的情况选择不同的 α–受体阻断剂。推荐使用的 α–受体阻断剂主要有：多沙唑嗪、萘哌地尔、坦索罗辛和特拉唑嗪等，对照研究结果显示上述药物对患者的排尿症状、疼痛及生活质量指数等均有不同程度的改善。治疗中应注意该类药物导致的眩晕和体位性低血压等不良反应。目前的研究资料分析提示，α–受体阻断剂可能对未治疗过或新诊断的前列腺炎患者疗效优于慢性、难治性前列腺患者，较长疗程（12~24 周）的治疗效果可能优于较短疗程治疗，低选择性药物的效果可能优于高选择性药物。

α–受体阻断剂的疗程至少应在 12 周以上。α–受体阻断剂可与抗菌药物合用治疗ⅢA型前列腺炎，合用疗程应在 6 周以上。

（2）**非甾体抗炎药**：非甾体抗炎药是治疗Ⅲ型前列腺炎相关症状的经验性用药。其主要目的是缓解疼痛和不适。迄今只有数项随机、安慰剂对照研究评价此类药物的疗效。临床对照研究证实塞来昔布对改善ⅢA型前列腺炎患者的疼痛等症状有效。

（3）**植物制剂**：植物制剂在Ⅱ型前列腺炎和Ⅲ型前列腺炎中的治疗作用日益受到重视，为可选择性的治疗药物。植物制剂主要指花粉类制剂与植物提取物，其药理作用较为广泛，如非特异性抗炎、抗水肿、促进膀胱逼尿肌收缩与尿道平滑肌松弛等作用。

常用的植物制剂有：普适泰、沙巴棕及其浸膏等。由于品种较多，其用法用量应依据患者的具体病情而定，通常疗程以月为单位。不良反应较小。

一项多中心对照研究结果显示，普适泰与左氧氟沙星合用治疗Ⅲ型前列腺炎的效果显著优于左氧氟沙星单一治疗。

（4）M-受体阻断剂：对伴有膀胱过度活动症（OAB）表现，如尿急、尿频和夜尿，但无尿路梗阻的前列腺炎患者，可以使用M-受体阻断剂（如托特罗定等）治疗。

（5）抗抑郁药及抗焦虑药：对合并抑郁、焦虑等心境障碍的慢性前列腺炎患者，在治疗前列腺炎的同时，可选择使用抗抑郁药及抗焦虑药治疗。这些药物既可以改善患者的心境障碍症状，还可缓解排尿异常与疼痛等躯体症状。应用时必须注意这些药物的处方规定和药物的不良反应。可选择的抗抑郁药及抗焦虑药主要有三环类抗抑郁剂、选择性5-羟色胺再摄取抑制剂和苯二氮䓬类等药物。

（6）中医中药：推荐按照中华中医药学会、中国中西医结合学会的有关规范进行前列腺炎的中医中药治疗。

3.其他治疗：

（1）前列腺按摩：前列腺按摩是传统的治疗方法之一，研究显示适当的前列腺按摩可促进前列腺腺管排空并增加局部的药物浓度，进而缓解慢性前列腺炎患者的症状，故推荐为Ⅲ型前列腺炎的辅助疗法，联合其他治疗可有效缩短病程。Ⅰ型前列腺炎患者禁用。

（2）**生物反馈治疗**：研究表明，慢性前列腺炎患者存在盆底肌的协同失调或尿道外括约肌的紧张。生物反馈治疗合并电刺激治疗可使盆底肌松弛，并使之趋于协调，同时松弛外括约肌，从而缓解慢性前列腺炎的会阴部不适及排尿症状。生物反馈治疗要求患者通过生物反馈治疗仪主动参与治疗。该疗法无创伤，为可选择性治疗方法。

（3）**热疗**：主要利用多种物理手段所产生的热效应，增加前列腺组织血液循环、加速新陈代谢、有利于消炎和消除组织水肿、缓解盆底肌肉痉挛等。短期内虽有一定的缓解症状作用，但尚缺乏长期的随访资料。对于未婚及未生育者不推荐使用。

Ⅳ型前列腺炎

Ⅳ型前列腺炎一般无须治疗，如患者合并血清前列腺特异性抗原升高或不育症等，应注意鉴别诊断并进行相应治疗。前列腺特异性抗原升高者试用抗菌药物治疗有助于前列腺癌的鉴别诊断。

春季易发前列腺炎

进入春季以后，万物复苏，细菌、病毒等病原体也开始滋生与繁殖，交感神经兴奋性也会增强，前列腺体收缩、腺管与血管扩张，容易造成慢性充血，从而导致前列腺炎的出现。此外，春季感冒、咽喉炎、扁桃体炎等疾病高发，而前列腺炎容易继发于全身的其他疾病感染，易使不少前列腺疾病患者病情加重。同时，人们在春季出现"频繁性冲动"的现象在所难免，而夫妻性生活过度也容易造成前列腺过度充血肿胀，从而引发充血性前列腺炎。

在春季预防前列腺炎，要注意平时的个人卫生，防止细菌侵入和病菌感染。患者的浴巾、内裤应勤洗勤换，最好用消毒剂消毒，以免自身再感染。还要避免穿紧身不透气的裤子，不要用浴盆或去公共浴池洗浴，也不要坐在未经消毒的马桶上，不要与他人共用一条毛巾。

体育锻炼能提高抗病能力，改善血液循环，有助于前列腺炎症的消退；也有助于减轻慢性前列腺炎的症状，尤其是对会阴下腹部疼痛不适，腰酸胀及神经功能紊乱、神经衰弱等症状都有好处。另外，多锻炼还能将药物更迅速地输送到前列腺局部，从而提高疗效。

许多男性的不良生活习惯都是导致前列腺炎的重要原因，如熬夜、久坐、抽烟、喝酒等。男性朋友一定要及时改正不良生活习惯，积极做好前列腺炎的防护，一旦发现有前列腺炎症状要及时治疗。

健康小贴士

　　春季易发前列腺炎，但春季也是治疗前列腺炎的一个关键时期。气温的回升会让前列腺周围的肌肉松弛，使充血与水肿的症状有所缓解，如果能积极配合治疗，可以使病情明显缓解，起到事半功倍的疗效。

不要混淆前列腺炎与尿痛

尿痛是一种严重影响男性工作与生活的症状，是指患者在排尿时，尿道或伴耻骨上区、会阴部的疼痛。

尿痛的疼痛程度有轻有重，常呈烧灼样，严重者痛如刀割。尿痛常见于膀胱炎、尿路结石、膀胱结核、肾盂肾炎、尿道炎、前列腺炎、前列腺增生、精囊炎等。具体来说，导致尿痛的原因主要有以下几个方面。

（1）排尿开始时尿痛明显，并出现排尿困难，这时病变多出现在尿道，常见于急性尿道炎。

（2）排尿终末时疼痛明显，并伴有尿急，病变多出现在膀胱，常见于急性膀胱炎。

（3）排尿结束时疼痛明显，并且排尿后仍感觉到疼痛，或觉"空痛"，或不排尿也痛，病变多出现在尿道或邻近器官，如前列腺炎、膀胱三角区的炎症等。

（4）排尿不通畅并伴有胀痛，老年男性多提示前列腺增生，也可见于尿道结石等疾病。

（5）排尿刺痛或烧灼痛，常见于急性炎症刺激，如膀胱炎、前列腺炎、急性尿道炎、肾盂肾炎等。

健康小贴士

　　一些在蜜月期的男性经常出现慢性或急性前列腺炎的临床症状，原因主要有以下几点：由于初尝性生活，往往具有较强的性兴奋，因此容易出现性生活频繁、纵欲过度的现象，有一项研究表明，短时间内持续多次性交的男性发生急性前列腺炎的概率高达89.7%；另外，新郎由于布置新房、操办婚事、摆设婚宴而过度忙碌；长时间坐车、游山玩水过度疲劳；饥饱失调、饮酒过量、食用刺激性食物，或用壮阳药物等都会导致前列腺充血而发病。

养生汤预防前列腺炎

煲一锅美味的汤不但对身体好，还能起到预防、治疗疾病的作用。养生汤对预防前列腺炎的效果也不错。这里向大家推荐几种。

栗子炖乌鸡

将乌鸡去除肠杂、毛，切块，与海马、栗子仁及食盐、姜同放锅内，加水适量蒸熟，分 2～3 次吃完。

葡萄煎

葡萄汁、生地黄汁、藕汁各 150 毫升，王不留行汁、白花蛇舌草汁各 100 毫升，白蜜 250 毫升，将以上各味调和，煎为糖稀状，饭前服 60 毫升左右。

白兰花粉

将白兰花研为粉末。每次取 10 克，温开水送服，每日 3 次。

白兰花猪肉汤

将猪瘦肉 150～200 克洗净、切成小块，与鲜白兰花 30 克加水煮汤，加食盐少许调味，饮汤食肉，每日 1 次。

车前绿豆高粱米粥

将车前子 60 克、橘皮 15 克、通草 10 克用干净纱布包好，煮汁去渣，加入绿豆 50 克和高粱米 100 克煮粥。空腹食，连服数日。

葵菜羹

将葵菜叶洗净，入锅加水煮沸，再加入少量淀粉作羹，另以食盐、味精调味即成。空腹食，每日2次。

健康小贴士

健康的性心理和有规律的性生活可以使前列腺的分泌与释放保持相对平衡，反之，性生活过度或长时间的抑制，会使前列腺处于反复与持续不断的充血状态，造成前列腺的功能发生异常，诱发前列腺炎。

什么是前列腺脓肿

前列腺脓肿是急性前列腺炎、尿道炎、附睾炎的一种常见并发症，其主要特征是直肠指检时触及前列腺肿大且有波动感，并有明显的触痛。由于抗菌药物的广泛应用，急性前列腺炎通常能得到及时的治疗，因此实际上前列腺脓肿的发病率较低，其易发生于成年人，尤其是糖尿病患者。

前列腺脓肿的致病细菌和感染途径与急性前列腺炎基本相同，炎症会波及腺泡周围的组织，造成腺泡坏死破裂，血管破裂出血，形成大小不等的脓肿。早期会形成微脓肿，重者微脓肿增大形成前列腺脓肿。病变可能局限于一处，也可能扩展到整个腺体，脓肿严重者甚至会溃破于尿道、会阴或直肠。

前列腺脓肿的主要症状表现与急性前列腺炎相似，但是全身或局部的症状会更加严重，表现为持续高热，会阴及肛门部剧烈胀痛，排尿梗阻更明显，出现尿潴留，有时尿道中还会流出脓性的分泌物。

前列腺脓肿的常规检查

血常规中白细胞多在 $20 \times 10^9/L$ 以上，尿常规中有红细胞或脓细胞，尿道流出的分泌物中会出现大量成堆的脓细胞，而且可见红细胞。需要做尿培养和药物敏感试验，进一步查明病菌情况。前列腺脓肿的诊断特点主要有四个：一是症状比急性前列腺炎更急，而且有明显的脓毒血症；二是尿路刺激征更明显，排尿梗阻症状严重，常出现尿潴留；三是尿道流出的脓性分泌物；四是直肠指检时前列腺触痛剧烈，有波动感。

前列腺脓肿的特殊检查

（1）通过会阴部穿刺及尿道镜穿刺有脓液吸出即可诊断。

（2）尿道镜检查时，可以看见偶有稠厚脓液流出。

（3）尿道造影见一侧的脓肿使尿道移位，造影剂流出尿道外或造影剂滞留。

（4）B超检查时可以发现前列腺有暗区，形态不规整，包膜光带不整齐、不连续。经直肠 B 超对于鉴别前列腺、精囊和射精管病变，以及诊断和引流前列腺脓肿有价值。

此外，前列腺液的脓液培养大部分为金黄色葡萄球菌。需要注意的是，前列腺脓肿时，尿道会流出脓性分泌物，这需要与急性淋病相鉴别。

健康小贴士

一般来说，前列腺脓肿的发病原因主要是由急性前列腺炎治疗不当，如抗菌药物使用不彻底或用量不足导致前列腺感染而发生的脓肿。当前列腺发生脓肿并且破溃后，就会在前列腺与会阴部形成一个瘘管，可能破入直肠或会阴部。因此，如果发现前列腺炎治疗不彻底，且尚未形成瘘管时，可以使用足量有效的抗菌药物。

前列腺脓肿的中医治疗

如果急性细菌性前列腺炎患者一周或一周以上持续高热，血常规中白细胞明显增高，全身和局部症状加重，就应该考虑到脓肿的形成。而急性尿潴留则往往提示前列腺脓肿已经形成。由此可见，前列腺脓肿的症状比急性前列腺炎更为严重，需要仔细观察病情，及时治疗。

前列腺脓肿一旦引流或穿破后，症状便会立即减轻。但也有不少患者合并有睾丸炎、附睾炎或脓肿破入尿道、会阴、膀胱周围组织间隙、直肠，从而引起结缔组织炎，需要继续治疗。

中医治疗前列腺脓肿以祛邪为原则。蕴结于前列腺的湿热邪毒酿生脓血，形成脓肿，以清热解毒、祛瘀排脓进行治疗，脓液就会自行溃破，溃于尿道则脓液从尿道流出，溃于会阴部则脓液从会阴部穿出，病情也会迅速好转，接下来的治疗要以排脓解毒为主，待症状及体征完全消退后，可根据患者情况，以养血活血、清热解毒治疗，以促进患者的身体恢复，防止余毒未清。

根据前列腺脓肿的临床症状，可以将前列腺脓肿的病情分为成脓期、溃破期和恢复期。

成脓期的临床表现与中医治疗

成脓期的临床表现为患者持续高热，全身酸痛，会阴、肛门部剧烈胀痛，疼痛还会波及睾丸、腹股沟、下腹部，出现尿急、尿痛、尿频、排尿困难，梗阻症状明显，甚至一滴尿都没有。伴尿道有灼热感，尿道有脓性分泌物，口干易渴、易流汗，恶心、食欲不振，腹胀、大便干。直肠指检可发现前列腺肿大灼热，有波动感，舌质红、舌苔黄或黄腻，脉弦滑数。

此时，以清热解毒、祛瘀排脓为治，药方为五味消毒饮合仙方活命饮加减。

溃破期的临床表现与中医治疗

在溃破期，尿道会流出大量的脓性分泌物，或者脓性分泌物从会阴部渗出，或者是溃破于直肠。患者的体温降低，症状明显减轻，直肠指检可发现前列腺肿大缩小，稍微有些触痛感，波动感消失。舌质红、舌苔薄黄，脉数。

此时，以排脓解毒为治，药方为排脓汤合薏苡附子败酱散加减。

恢复期的临床表现与中医治疗

恢复期的患者各种症状基本消失，精神振奋，渐渐有了食欲。但是仍伴随着精神疲乏，全身无力，口干，潮热盗汗，尿道口时有分泌物流出，或者会阴部的瘘口不愈，时有分泌物流出。直肠指检会发现前列腺的大小正常，或有压痛。舌质红或淡红、舌苔薄黄，脉弦细或细数。这个时期的中医治疗以益气养阴为主，药方为黄芪甘草汤合知柏地黄丸加减。

健康小贴士

前列腺囊肿与前列腺脓肿的区别：前列腺囊肿多半是先天造成的，较容易诊断，也没有太大的危害，会随着时间的推移而增大，进而压迫前列腺周围的组织；前列腺脓肿则是由急性前列腺炎造成的，是因前列腺炎的治疗方法不当，或治疗不彻底，造成病情延误而引发的。

前列腺脓肿和其他细菌感染引发的脓肿一样，都是受革兰氏菌、大肠杆菌感染较多。在确认为前列腺炎的时候，一定要明确是细菌性还是无菌性的，以及由什么细菌引起。大家不能对前列腺炎掉以轻心，有症状的时候一定要进一步检查，特别是到正规的医院进行检查、治疗。

前列腺脓肿的其他治疗方式

与中医治疗相比，西医治疗前列腺脓肿一般采用对症治疗，包括卧床休息，因为半卧位有利于炎症局限，给予充分的营养摄入，高热时采用物理降温，以纠正电解质紊乱及酸碱平衡，疼痛严重者给予镇痛剂或止痛剂治疗。

西医治疗还会对尿液及脓液进行细菌培养，以便选用抗菌药物，无条件时首选青霉素，病情严重的患者可以静脉点滴广谱抗菌药物，药量的应用要足量，以达到短期内控制病情的目的。

前列腺脓肿除了采用专门的中西医治疗方法外，还有以下几种治疗方法。

手术治疗

前列腺脓肿一旦形成，可以通过外科手术切开引流，如经过直肠或会阴部切开引流。如果脓肿仅局限在腺体内，则可以选用经尿道用电切镜切开脓肿壁排脓。前列腺脓肿通常采用经会阴部前列腺穿刺抽脓术，同时向脓腔内注射抗菌药物。如果脓肿明显增大，不能引流到尿道或溃破处，则可以将脓肿切开排脓。

（1）经会阴前列腺切开排脓术。在中线两侧做切口引流，这个方法的优点是引流充分，不留死腔或假道；缺点是组织损伤多，切口深，手术后容易形成瘢痕。

（2）经直肠前列腺切开排脓术。适用于前列腺后叶周围的脓肿，这种方法的优点是位于直肠黏膜下，操作方便，脓汁从肛门流出。

物理治疗

可以采用局部热疗，简便常用的方法有蜡疗或将热水袋置于下腹部、会阴部做热敷，以增加局部血液循环，有助于局限脓肿，消散炎症，但应防止烫伤。

中药外治

（1）成脓期可以采用中药灌肠的方式：败酱草 30 克，蒲公英 30 克，药用红藤 15 克，王不留行 15 克，穿山甲 12 克，用水煎至 200 毫升，用肛管插入直肠，将药缓慢注入，在体内保留 2 小时，每日 2～3 次。有清热解毒排脓的功效。

（2）脓肿形成后，可以经会阴部做手术切口引流，脓汁排尽后均以红油膏盖贴。

前列腺脓肿只有得到及时得当的治疗，才会出现良好的预后。如果失治、误治，会继发败血症。若脓肿溃后处理不当，尿道口流出的分泌物或会阴部瘘口不愈，邪毒不清，常会转化为慢性前列腺炎。另外，脓液溃破还会进入直肠或坐骨直肠窝，进而引起蜂窝织炎和坐骨直肠窝周围脓肿。治疗后，即使各种症状都消失了，患者也不要大意，需要复查前列腺液，以防止其转变为慢性前列腺炎。

健康小贴士

对于有前列腺脓肿的患者来说，进行直肠指检时切忌按压前列腺，并忌进行尿道器械检查，以免使病菌扩散引发败血症。患病期间，患者要卧床休息，避免房事，还要多喝水，保证大便通畅，不要吃辛辣刺激性食物，戒掉烟酒。

前列腺增生是怎么回事

良性前列腺增生是引起中老年男性排尿障碍中最常见的一种疾病。主要表现为组织学上的前列腺间质和腺体成分的增生、解剖学上的前列腺增大、下尿路症状以及尿动力学上的膀胱出口梗阻。

前列腺体位于膀胱颈，若其出现增生，可使尿路梗阻，引起尿频与排尿困难。早期的膀胱壁肌增厚，可以克服颈部阻力排尽尿液，但随着前列腺体的增大，逐渐超过了膀胱的代偿能力，尿液便残存于膀胱内，症状随之加重，甚至发生上尿路积水与尿潴留。

前列腺增生的临床表现

前列腺增生主要表现为三组症状：一组为膀胱刺激症状；一组为因前列腺增生阻塞尿路产生的梗阻性症状；一组为尿路梗阻引起的并发症。

膀胱刺激症状：多指尿频、尿急、夜尿次数增多及急迫性尿失禁。尿频是前列腺增生的早期信号，尤其是夜尿次数增多更有重要的临床意义。一般来讲，夜尿次数的多少往往与前列腺增生的程度有关。原来从来不起夜的人出现夜间 1 ～ 2 次的排尿，常常反映出早期梗阻的表现，如果从每夜 2 次发展到每夜 4 ～ 5 次甚至更多，说明病变的发展与加重。

排尿梗阻症状：主要是由前列腺增生阻塞尿路造成的，主要症状如下。

（1）尿线变细、排尿无力和尿后滴沥：由于增生前列腺的阻塞，患者排尿时需要使用更大的力量去克服阻力，以致排尿费力；增生的前列腺会挤压尿道导致尿线变细。随着病情的发展，还会出现排尿中断、尿后滴沥不尽的情况。

（2）血尿：在正常情况下，尿液中是没有红细胞的，医学上把患者的尿液进行离心沉淀后，用显微镜来检查，如果每个高倍视野中有3个以上的红细胞就叫血尿。

（3）尿潴留：膀胱内积有大量尿液不能正常排出称为尿潴留。前列腺增生症状较重的患者，梗阻严重时会因为憋尿时间过长、受凉、饮酒或感染等原因导致尿液无法排出，从而发生急性尿潴留。

（4）因尿路梗阻引起的并发症：主要有肾盂积水、感染、尿毒症等。

①肾盂积水：前列腺增生较重、时间较长，由于膀胱和上尿路代偿功能不全，可导致输尿管和肾盂积水，严重积水时可以在腹部摸到"肿块"——胀大的肾脏。要注意的是，膀胱充盈时也可以在下腹部摸到"肿块"胀大的膀胱。

②感染：膀胱颈部受阻容易合并急性尿路感染，主要表现为尿急、尿痛、血尿，夜尿次数骤增，以及发热等。

③尿毒症：肾盂积水的前列腺增生患者，由于肾脏受压，可导致肾功能不全，进而发展为尿毒症。症状表现为食欲减退、恶心、呕吐、贫血等。由于此类症状起初相对隐蔽，缺乏特异性，容易被忽视或误

诊为消化道疾病而耽搁，甚至出现头痛、嗜睡、迟钝，直到昏迷才被发现，值得警惕。

（5）**其他**：除上述之外，一些前列腺增生患者还会出现性欲变化，有的性欲亢进，有的性欲低下甚至无性欲，少数患者还可出现血精的现象。另外，由于前列腺增生会导致腹压增高，还可以引起或加重痔疮、疝气等疾病。

健康小贴士

前列腺增生多发生于中老年男性。组织学上前列腺增生的发病率随年龄的增长而增加，最初通常发生在 40 岁以后，到 60 岁时发病率高达 50%，80 岁时发病率高达 83%。与组织学表现相类似，随着年龄的增长，排尿困难等症状也随之增加。大约有 50% 的组织学诊断前列腺增生的男性有中度到重度下尿路症状。

前列腺增生的诊断

前列腺增生症状严重时会引起泌尿系结石、尿潴留、尿毒症等，严重危害中老年男性的身体健康。如果我们能及时发现前列腺增生的早期信号，并对其积极防治，就能有效地预防前列腺增生的发生。

前列腺增生的早期信号如下。

（1）排尿次数增多：无论是白天还是晚上，排尿次数都比以前增多，远远超过了白天5～6次，晚上1～2次的正常情况，不仅排尿的时间间隔缩短，而且时时有尿意。

（2）排尿不通畅：排尿时等待明显，小便"姗姗来迟"，而且排尿无力、尿流变细，有时会顺着尿道口滴沥而下。

（3）尿失禁：夜间尿液会不受控制地流出来，严重者大白天也会发生这种现象。

（4）排尿中断：当前列腺出现增生后，尿液中的结晶体容易凝集形成膀胱结石，造成排尿突然中断。老年人出现排尿中断和膀胱结石是前列腺增生的强烈信号。

虽然前列腺的临床诊断比较容易，但如果要全面认识前列腺增生所处的阶段及可能存在的其他问题，则必须进行认真细致的检查才能确诊，以下分别进行叙述。

体格检查：检查患者是否出现贫血症状，反应是否迟钝，有无水肿现象，有无高血压，腹部有无包块及所处位置（用来判断尿路梗阻是代偿期还是失代偿期），尿道有无分泌物，附睾有无肿大（借此判断是否合并感染）。

外生殖器检查：排除尿道外口狭窄或畸形所致的排尿障碍。

直肠指检：下尿路症状患者行直肠指检非常重要，须在膀胱排空后进行。直肠指检可以了解前列腺的大小、形态、质地、有无结节及压痛、中央沟是否变浅或消失以及肛门括约肌张力等情况。

实验室检查：尿常规检查发现有无合并尿路感染，可以确定患者是否有血尿、蛋白尿、脓尿及尿糖等。进行血常规检查及生化检查时，如果血红蛋白降低，肌酐和尿素氮升高则表示可能肾功能受损或患有尿毒症。前列腺癌、前列腺增生、前列腺炎都可能使血清前列腺特异性抗原升高。另外，泌尿系感染、前列腺穿刺、急性尿潴留、留置导尿、直肠指检及前列腺按摩也可以影响血清前列腺特异性抗原值。血清前列腺特异性抗原与年龄和种族有密切关系。血清前列腺特异性抗原升高可以作为前列腺癌穿刺活检的指征。

超声检查：超声检查可以了解前列腺的形态、大小、有无异常回声、突入膀胱的程度，以及残余尿量等。经直肠超声还可以精确测定前列腺体积。另外，经腹部超声检查可以了解泌尿系统（肾、输尿管）有无积水、扩张，结石或占位性病变。

尿流率检查：尿流率检查有两项主要指标（参数），即最大尿流率和平均尿流率，其中最大尿流率更为重要。但是，最大尿流率减低时，无法区分梗阻和逼尿肌收缩力减低，必要时需行尿动力学等检查。最大尿流率存在个体差异和容量依赖性。因此，尿量在 150 ～ 200mL 进行检查较为准确，必要时可重复检查。

尿流动力学检查：对引起膀胱出口梗阻的原因有疑问或需要对膀胱功能进行评估时建议行此项检查，结合其他相关检查以排除神经系统病变或神经源性膀胱的可能。

X线检查：可以了解前列腺本身情况和判断前列腺梗阻对尿路造成的影响。如果下尿路症状患者伴有反复泌尿系感染、镜下或肉眼血尿、怀疑肾积水或输尿管扩张反流、泌尿系结石时，应行静脉尿路造影检查。注意当患者造影剂过敏或者肾功能不全时应禁止行静脉尿路造影检查。

同位素肾图检查：了解肾脏的分泌功能及肾盂、输尿管的引流情况。

膀胱尿道镜检查：膀胱尿道镜检查可以直接观察前列腺各叶的增生情况，并可以发现膀胱内有无发生其他病变，如憩室（管状器官的部分管壁向管外膨出形成的袋状结构）、肿瘤、结石等，从而决定手术治疗的方式。怀疑前列腺增生患者合并尿道狭窄、膀胱内占位性病变时，建议行此项检查。通过尿道膀胱镜检查可了解：①前列腺增大所致的尿道或膀胱颈梗阻的情况；②膀胱颈后唇抬高所致的梗阻；③膀胱小梁及憩室的形成；④膀胱结石；⑤残余尿量测定；⑥膀胱肿瘤；⑦尿道狭窄的部位和程度。

前列腺穿刺活检：有结节的前列腺增生患者在必要时需要做活体检查，用来诊断或者排除是否患有前列腺癌。

残余尿测定：膀胱内残余尿的测定可以反映出膀胱代偿衰竭的严重程度。

其他检查：有肾功能检查及尿培养等。如果需要做手术，则还应该做心、肺、肝功能等检查。

另外，在诊断前列腺增生疾病时有一些事项需要注意。根据某地关于前列腺增生的流行病学调查显示，年龄在 40 ～ 49 岁的男性中前列腺增生的发病率仅为 10.2%，所以当 50 岁以下男性出现下尿路症状时，不应把前列腺增生作为第一考虑的诊断。很多中青年患者表现的下尿路症状与前列腺增生的症状很相似，原因在于这些症状的出现是由于膀胱颈部张力增加的缘故，它既可以发生于其他尿路疾病，也可以发生于前列腺增生，其中最为常见的是慢性前列腺炎综合征。

患者如果有神经系统疾病，或者是有糖尿病且没有得到控制，都可能导致支配膀胱的神经发生病变，影响膀胱逼尿肌的排尿功能，造成逼尿肌和膀胱颈不能相互协调，进而出现排尿障碍或膀胱不稳定的症状。对于这类患者而言，进行尿动力学检查和详细的神经系统检查是十分必要的，即使患者有前列腺增生，盲目地进行前列腺手术，其治疗效果也是很差的，因为前列腺增生并不一定是引起排尿功能紊乱的罪魁祸首。对于盆腔手术或创伤病史的患者，由于盆腔神经受到损伤，也可以发生上述类似症状。

健康小贴士

有些患者在进行了超声检查之后发现自己的前列腺体积增大，就怀疑自己患了前列腺增生，事实情况并非如此，因为前列腺增生与前列腺肥大是两个不同的概念。采用仪器检查所表现出来的只是前列腺的轮廓和影像，并不能对具体的疾病给出明确的判断。实际上，许多疾病都可以表现出前列腺增大，如前列腺炎、前列腺结石、前列腺囊肿等。前列腺炎患者的前列腺增大与前列腺充血肿胀和炎症细胞浸润有密切关系，在经过有效的治疗后，前列腺往往会逐渐恢复到正常大小。因此，前列腺增大与前列腺增生并不相同，尤其是对于老年男性的情况就更复杂了，需要仔细鉴别。

前列腺增生的治疗

观察等待

观察等待是一种非药物、非手术的治疗措施，包括患者教育、生活方式指导、随访等。因为前列腺增生是前列腺组织学一种进行性的良性增生过程，其发展过程较难预测，经过长时间的随访，前列腺增生患者中只有少数可能出现尿潴留、肾功能不全、膀胱结石等并发症。因此，对于大多数前列腺增生患者来说，观察等待可以是一种合适的处理方式，特别是患者生活质量尚未受到下尿路症状明显影响的时候。

推荐意见

轻度下尿路症状（国际前列腺症状评分 ≤ 7）的患者，以及中度以上症状（国际前列腺症状评分 ≥ 8）同时生活质量尚未受到明显影响的患者可以采用观察等待。

接受观察等待之前，患者应进行全面检查（初始评估的各项内容）以排除各种前列腺增生相关合并症。

观察等待的内容

患者教育：医护人员向接受观察等待的患者提供与讲解前列腺增生疾病相关的知识，包括下尿路症状和前列腺增生的临床进展，让患者了解观察等待的效果和预后。

生活方式指导：适当限制饮水可以缓解尿频症状，例如夜间和出席公共社交场合时限水。但每日水的摄入量不应少于 1500mL。酒精和咖啡具有利尿和刺激作用，可以引起尿量增多、尿频、尿急等症状。因此，应适当限制酒精类和含咖啡因类饮料的摄入。患者可在医护人员的指导下掌握排空膀胱的技巧，如重复排尿等。进行精神放松训练，把注意力从排尿的欲望中转移开。进行膀胱训练，可适当憋尿，以增加膀胱容量和排尿间歇时间。

合并用药的指导。患者常因为合并其他全身性疾病使用多种药物，应了解和评价这些合并用药的情况，必要时在其他专科医师的指导下进行调整以减少合并用药对泌尿系统的影响。如有便秘的情况，需要一并治疗。

随访

随访是接受观察等待前列腺增生患者的重要临床过程。观察等待开始后第 6 个月进行第一次随访，以后每年进行一次随访。随访的目的主要是让医生了解患者的病情发展状况，是否出现临床进展以及前列腺增生相关合并症，并根据患者的愿望转为药物治疗或外科治疗。随访内容为初始评估的各项内容。

药物治疗

前列腺增生患者采取药物治疗的短期目标是缓解下尿路症状，长期目标是延缓疾病的临床进展，预防合并症的发生。前列腺增生药物治疗的总体目标是：在减少药物治疗不良反应的同时，保持患者有较高的生活质量。

α-受体阻断剂

推荐意见： α-受体阻断剂适用于有下尿路症状的前列腺增生患者。推荐坦索罗辛、多沙唑嗪、阿夫唑嗪、特拉唑嗪以及萘哌地尔等用于前列腺增生的药物治疗。

临床疗效： 采用 α-受体阻断剂治疗 48 小时后症状即可出现改善，但采用国际前列腺症状评估应在用药 4 ～ 6 周后进行。若连续使用 α-受体阻断剂 1 个月但症状无明显改善，则不应继续使用。前列腺增生患者的基线前列腺体积和血清前列腺特异性抗原水平不影响 α-受体阻断剂的疗效，同时 α-受体阻断剂也不影响前列腺体积和血清前列腺特异性抗原水平。临床研究的结果显示发生急性尿潴留的前列腺增生患者接受 α-受体阻断剂治疗后成功拔除尿管的机会明显高于安慰剂治疗。

不良反应： 常见不良反应包括头晕、头痛、无力、困倦、体位性低血压、逆行射精等。其中，体位性低血压更容易发生在老年人及高血压患者中。

5α-还原酶抑制剂

推荐意见： 5α-还原酶抑制剂通过抑制体内睾酮向双氢睾酮的转变，进而降低前列腺内双氢睾酮的含量，达到缩小前列腺体积、改善排尿困难的治疗目的。目前在我国应用的 5α-还原酶抑制剂包括非那雄胺和依立雄胺。

临床疗效：多项大规模随机临床试验的结果证实了非那雄胺的效果，缩小前列腺体积达 20% ～ 30%，改善患者的症状评分约 15%，提高尿流率 1.3 ～ 1.6ml/s，并能将前列腺增生患者发生急性尿潴留和手术干预需要的风险减少 50% 左右，同时还能显著降低前列腺癌的发生率。研究表明，非那雄胺对前列腺体积较大和（或）血清前列腺特异性抗原水平较高的患者治疗效果更好。非那雄胺的长期疗效已得到证实，随机对照试验的结果显示使用非那雄胺 6 个月后获得最大疗效。连续药物治疗 6 年疗效持续稳定。

不良反应：非那雄胺最常见的不良反应有：勃起功能障碍、射精异常、性欲低下，以及男性乳房女性化、乳腺痛等。

联合治疗

联合治疗是指联合应用 α–受体阻断剂和 5α–还原酶抑制剂治疗前列腺增生。

推荐意见：联合治疗适用于前列腺体积增大、有下尿路症状的前列腺增生患者。前列腺增生临床进展危险较大的患者更适合联合治疗。采用联合治疗前应充分考虑具体患者前列腺增生临床进展的危险性、患者的意愿、经济状况、联合治疗导致的费用增长等。

临床疗效：目前的研究结果证实了联合治疗的长期临床疗效。

植物制剂

植物制剂如普适泰等适用于前列腺增生及相关下尿路症状的治疗。

有研究结果显示其疗效和 5α–还原酶抑制剂及 α–受体阻断剂相当，且没有明显不良反应。但是植物制剂的作用机制复杂，难以判断具体成分生物活性和疗效的相关性。

中药

目前应用于前列腺增生临床治疗的中药种类很多，可参照中医或中西医结合学会的推荐意见开展治疗。

外科治疗

外科治疗目的

前列腺增生是一种临床进展性疾病，部分患者最终需要通过外科治疗来解除下尿路症状及其对生活质量所致的影响和并发症。

外科治疗适应证

当重度前列腺增生患者出现下尿路症状已明显影响生活质量时，可选择外科治疗。药物治疗效果不佳或拒绝接受药物治疗的患者，也可以考虑选择外科治疗。

当前列腺增生导致以下并发症时，建议采用外科治疗：①反复尿潴留（至少在一次拔管后不能排尿或两次尿潴留）；②反复血尿，5α–还原酶抑制剂治疗无效；③反复泌尿系感染；④膀胱结石；⑤继发性上尿路积水（伴或不伴肾功能损害）。

前列腺增生患者合并膀胱大憩室、腹股沟疝、严重的痔疮或脱肛，临床判断不解除下尿路梗阻难以达到治疗效果者，应当考虑外科治疗。

残余尿量的测定对前列腺增生所致下尿路梗阻程度具有一定的参考价值，但因其重复测量的不稳定性、个体间的差异以及不能鉴别下尿路梗阻和膀胱收缩无力等因素，不能将其作为手术指征的残余尿量上限。另外，残余尿明显增多以致充溢性尿失禁的前列腺增生患者应当考虑外科治疗。

泌尿外科医生选择何种治疗方式应当尊重患者的意愿。外科治疗方式的选择应当综合考虑医生个人经验、患者的意见以及患者的伴发疾病和全身状况。

外科治疗方式

前列腺增生的外科治疗包括一般手术治疗、激光治疗及其他治疗方式。前列腺增生治疗效果主要反映在患者主观症状（如国际前列腺症状评分）和客观指标（如最大尿流率）的改变。治疗方法的评价则应考虑治疗效果，并发症以及社会经济条件等综合因素。

一般手术：经典的外科手术方法有经尿道前列腺电切术、经尿道前列腺切开术以及开放性前列腺摘除术。目前经尿道前列腺电切术仍是治疗的"金标准"。各种外科手术方法的治疗效果与经尿道前列腺电切术接近或相似，但适用范围和并发症有所差别。上述各种治疗手段均能够改善前列腺增生患者70%以上的下尿路症状。

（1）经尿道前列腺电切术主要适用于治疗前列腺体积在80mL以下的前列腺增生患者，技术熟练的术者可适当放宽对前列腺体积的限制。

（2）经尿道前列腺切开术适用于前列腺体积小于80mL，且无中叶增生的患者。经尿道前列腺切开术治疗后患者下尿路症状的改善程度与上述电切术治疗后患者下尿路症状相似。但远期复发率较经尿道前列腺电切术高。

（3）开放性前列腺摘除术主要适用于前列腺体积大于80mL的患者，特别是合并膀胱结石或合并膀胱憩室需一并手术者。常用术式有耻骨上前列腺摘除术和耻骨后前列腺摘除术。

（4）经尿道前列腺电气化术适用于凝血功能较差和前列腺体积较小的患者。

（5）经尿道前列腺等离子双极电切术是使用等离子双极电切系统，进行经尿道前列腺切除手术。

激光治疗：前列腺激光治疗是通过组织汽化或组织的凝固性坏死后的迟发性组织脱落达到解除梗阻的目的。手术方式有经尿道钬激光前列腺剜除术、经尿道前列腺激光汽化术、经尿道前列腺激光凝固术等。

其他治疗：包括经尿道微波热疗、经尿道针刺消融术、前列腺支架等。经尿道前列腺气囊扩张尚有一定的应用范围。目前尚无明确证据支持高能聚焦超声、前列腺酒精注射的化学消融治疗作为前列腺增生治疗的有效选择。

前列腺增生患者尿潴留的处理

急性尿潴留

患者发生急性尿潴留，应及时引流尿液。首选置入导尿管，置入失败者可行耻骨上膀胱造瘘。一般留置导尿管 3 ～ 7 日，如同时服用 α-受体阻断剂，可提高拔管成功率。拔管成功者，可继续接受前列腺增生药物治疗。拔管后再次发生尿潴留者，应择期进行外科治疗。

慢性尿潴留

前列腺增生长期膀胱出口梗阻、慢性尿潴留可导致输尿管扩张、肾积水及肾功能损害。如肾功能正常，可行手术治疗；如出现肾功能不全，应先行引流膀胱尿液，待肾功能恢复到正常或接近正常，病情平稳，全身状况明显改善后再择期手术。

健康小贴士

很多人知道久坐对前列腺无益，同时坐姿对前列腺增生的影响也被很多人所忽视。当人们正常端坐的时候，重心自然落在前列腺的位置，时间久了，增生的前列腺必然要承受体重的压力，因而难免会造成增生的前列腺向尿道管扩张，导致压迫尿道，严重者甚至会造成排尿困难，甚至闭尿。前列腺增生患者可以有意识地将重心移向左臀部或右臀部，这样可以避免人体重心直接压迫增生的前列腺。长期采用此方法，有助于对前列腺的保护。

第三章

其他前列腺疾病

　　在前列腺疾病中，由于前列腺炎和前列腺增生与年龄及生活方式息息相关，而成为男性生殖系统最常见的疾病。除此之外，还有许多其他原因导致的前列腺疾病也很常见，如前列腺结核、前列腺癌等，也应引起注意。

│前列腺癌是怎么回事│

前列腺癌是男性生殖系统中最常见的恶性肿瘤，发病率随年龄的增长而增加，还有明显的地区差异，其中欧美地区较高。前列腺癌的死亡率仅次于肺癌，高居男性癌症死亡原因的第二位。虽然以往前列腺癌在我国的发病率较低，但由于老年人口的增多，近年来的发病率也有所增加。

很多人由于身体不适去医院检查，结果偶然发现患上了前列腺癌，这使他们很惊恐，更想要知道究竟是什么原因导致自己患上了前列腺癌。人们要想避免前列腺癌的发生就应该对该疾病的发病原因有所了解，这样才能选择恰当的方法来解决前列腺癌的问题。据了解，导致前列腺癌的原因很复杂，有日常生活因素，也有遗传因素。

年龄因素： 前列腺癌患者主要是老年男性，新诊断患者中位年龄为72岁，高峰年龄为75～79岁。

饮食因素： 调查发现，摄入过多的脂肪性食物会增加前列腺癌的发病率，而大豆蛋白类的饮食会降低其发病率。

大豆蛋白类食物中含有大量的植物性雌激素，其化学结构与人体内的雌激素相似，对雄激素有一定的抑制作用。当然，影响前列腺癌的饮食因素远不止这些，如新鲜蔬菜和水果中的维生素 E 与硒成分，绿茶中的儿茶酚等都能抑制前列腺癌的发生。

遗传因素： 前列腺癌的发病有家族遗传的特性，有前列腺癌家族史的男性，其前列腺癌的发病概率会大大升高。有前列腺癌阳性家族史的患者比那些无家族史患者的确诊年龄早 6 ~ 7 年。

其他因素： 吸烟、肥胖、手术等都能增加前列腺癌的发病率，尽管少数研究认为接受输精管切除术的人患前列腺癌的概率会增高，但大部分研究都不支持这一点。另外，良性前列腺增生、过度肥胖、缺少锻炼、吸烟、放射线或性传播的病毒也可能增加前列腺癌的发病率。

下面我们来看看前列腺癌有几种。

前列腺潜伏癌： 这是一种在患者生前没有出现过前列腺癌的症状和体征，死后尸检中由病理学检查发现的原发于前列腺的腺癌。潜伏癌可发生在前列腺的任何部位，其中以外周带最为常见，我国的发病率为 34%。

前列腺偶发癌： 临床上以良性的前列腺增生为主要症状，在切除的增生的前列腺组织中，组织学检查发现前列腺癌，我国的发病率约为 5%。

前列腺隐匿癌： 患者并没有表现出前列腺疾病的症状、体征，但在淋巴结活检或骨髓穿刺的标本病理学检查中证实为前列腺癌，并可以通过前列腺穿刺活检得到进一步的证实。

前列腺临床癌： 临床检查诊断为前列腺癌，并可以通过活检证实，也可以通过患者前列腺特异性抗原增高来协助诊断。另外，多数前列腺癌患者的直肠指检可以摸到前列腺结节，超声检查提示前列腺结节外形不规整，回声不均匀且回声偏低。

健康小贴士

　　为什么我国发现的前列腺癌患者多为晚期病例呢？这主要是因为人们对前列腺癌的认识和重视不够。早期的前列腺癌没有任何明显症状，如果不去看泌尿外科专科医师的话很难被发现。在发达国家，有关前列腺癌的检查是中老年男性健康检查的必查项目之一，我国目前还做不到这一点，但是以我国现有的医疗技术水平完全可以发现和治疗前列腺癌。因此，中老年男性可以定期到医院做体检，防患于未然。

前列腺癌的四大真相

前列腺癌是男性中比较普遍的一种疾病，可是很多人对这种病只知其一，不知其二，这也导致本来不该患上此病的人却偏偏患上了，本来应该及早发现的却延误了。因此，身为男性对于前列腺癌最起码应该了解以下四大真相。

前列腺癌比你所认为的还要普遍

根据美国圣莫妮卡前列腺癌基金会的数据显示，前列腺癌是美国最为常见的非皮肤癌，约有1/6的男性一生中都会被诊断患有前列腺癌，已经确诊的前列腺癌患者年龄在65岁以上的占65%。

搞清前列腺症状很关键

大多数男性在前列腺癌的早期不会出现任何症状，如果在早期发现这种疾病，那么治愈的机会就会很大。下面就是身患前列腺疾病的一些症状：便频，尤其是在晚上，排便困难，小便疼痛，有灼热感；勃起困难，射精疼痛；血尿或血精；后腰、臀部及大腿根部经常疼痛或僵硬。

上述这些症状并不意味着已患上了前列腺癌，也可能是其他疾病的症状，这也就是为什么要全面检查如此重要的原因。

不必马上作决定

倘若坏消息不幸成真，这时千万不要惊慌，目前治疗前列腺癌的方法不胜枚举，因此患者可以继续安心工作，同时确保找到正规的医院、合适的医生，帮你做出正确的诊断和治疗。

患者仍可以过正常的性生活

几乎所有前列腺癌的治疗都会诱发勃起功能障碍，但是这种情况只是暂时的，其结果还取决于患者的个人情况及治疗方式。通常情况下，勃起功能障碍在手术后会趋于严重，但随着时间的推移，这一问题会逐渐好转，不过如果采用放射疗法或短程治疗，勃起功能障碍则会随时间的推移而逐步恶化。还有一些专家认为，这全部取决于个人的生活方式，一旦前列腺被摘除，即便能和以前一样获得性高潮，但由于没了精液，也就不存在射精。

健康小贴士

即便患者确诊为前列腺癌，也不是必须立即进行化疗或手术。医生有时会根据患者的年龄、生活质量和其他医学状况，建议患者不立即进行治疗，或是观察一段时间。如前列腺癌老年患者被认为风险性不大，但患有心脏病或其他危及生命的疾病，那么最好不要采用手术治疗。

前列腺癌的诊断

前列腺癌早期并没有明显症状，即使身体稍微有些不适，也不足以引起患者的重视，而一旦临床上出现明显症状，往往已经属于病变的晚期，给治疗带来困难。可见早期发现前列腺癌十分重要。

定期体检可以发现早期的较小病灶

50岁以上的有高度患病风险的男性每年应接受仔细的直肠检查。直肠检查是诊断前列腺癌的主要方法，80%的病例可以获得诊断。对患者进行直肠指检可以早期发现前列腺癌并提高手术成功率。大多数前列腺癌起源于前列腺的外周带，直肠指检对前列腺癌的早期诊断和分期都有重要价值。

生化检查

前列腺特异性抗原是前列腺癌最有价值的肿瘤标志物，在前列腺癌的筛查、早期诊断、分期上被广泛应用，其特异性高达97%。前列腺特异性抗原作为单一检测指标，与直肠指检、经直肠前列腺超声比较，具有更高的前列腺癌阳性诊断预测率，同时可以提高局限性前列腺癌的诊断率和增加前列腺癌根治性治疗的机会。国内经专家讨论达成共识，对 50 岁以上有下尿路症状的男性进行常规前列腺特异性抗原检查和直肠指检，而对于有前列腺癌家族史的男性，应该从 45 岁开始定期检查、随访。对直肠指检异常、有临床征象（如骨痛、骨折等）或影像学异常等的男性应进行前列腺特异性抗原检查。

超声检查

超声检查可以通过前列腺的切面来反映前列腺疾病病变的范围。经直肠超声检查时，典型的前列腺癌的征象是在外周带的低回声结节，且通过超声可以初步判断肿瘤的体积大小。但经直肠超声检查对前列腺癌诊断特异性较低，发现一个前列腺低回声病灶要与正常前列腺、前列腺增生、上皮内瘤样病变、急性或慢性前列腺炎、前列腺梗死等鉴别。而且很多前列腺肿瘤表现为等回声，在超声上不能发现。目前经直肠超声检查的最主要的作用是引导进行前列腺的系统性穿刺活检。

CT 检查

CT 对早期前列腺癌诊断的敏感性低于磁共振成像（MRI），前列腺癌患者进行 CT 检查的目的主要是协助临床医师进行肿瘤的临床分期。对于肿瘤邻近组织和器官的侵犯及盆腔内转移性淋巴结肿大，CT 的诊断敏感性与 MRI 相似。

放射性核素扫描检查

前列腺癌的最常见远处转移部位是骨骼。全身核素骨显像检查可比常规X线片提前3～6个月发现骨转移灶，敏感性较高但特异性较低。一旦前列腺癌诊断成立，建议进行全身核素骨显像检查，有助于判断前列腺癌准确的临床分期。

MRI 检查

MRI检查可以显示前列腺包膜的完整性，是否侵犯前列腺周围组织及器官，MRI还可以显示盆腔淋巴结受侵犯的情况及骨转移的病灶，在临床分期上有较重要的作用。磁共振波谱成像（MRS）是根据前列腺癌组织中枸橼酸盐、胆碱和肌酐的代谢与前列腺增生及正常组织中的差异呈现出不同的波谱线，在前列腺癌诊断中有一定价值。MRI检查在鉴别前列腺癌与伴钙化的前列腺炎、较大的良性前列腺增生、前列腺瘢痕、结核等病变时常无法明确诊断。因此，影像学检查如经直肠超声、CT、MRI等在前列腺癌的诊断方面都存在局限性，最终明确诊断还需要进行前列腺穿刺活检取得组织学诊断。

穿刺活检

前列腺穿刺活检是诊断前列腺癌最可靠的检查。为了避免影响影像学临床分期，前列腺穿刺活检应在MRI之后，在经直肠B超等引导下进行。

前列腺癌作为一种恶性疾病，要早发现、早治疗，所以必须与一些相关疾病相区别，以便明确诊断。

（1）与前列腺增生相区别：在前列腺增生的腺体中，有些地方的上皮细胞形态不典型，常被人们误认为癌。前列腺增生与前列腺癌的重点区别是：前列腺增生腺体中的腺泡较大，周围是比较完整的胶原纤维层，双层高柱状的上皮，与前列腺癌症患者相比，细胞核较小，并位于细胞基的底部，腺体排列规则，形成明显的结节。

（2）与前列腺萎缩相区别：前列腺癌常发起于腺体的萎缩部位。萎缩的腺泡有时萎缩变小、有时紧密聚集，上皮细胞为立方形，细胞核大，很像癌变的形态。但这类的萎缩多累及整个小叶，胶原结缔组织层仍完整，基质不受侵犯，本身却出现了硬化性萎缩。

（3）与肉芽肿性前列腺炎相区别：肉芽肿性前列腺炎的细胞很大，并可以聚集成一片，具有淡红或透明的染色胞浆，小的泡状细胞核，与前列腺癌非常相像，但其实是一种巨噬细胞。还有一类的细胞则呈现多形性，细胞核固缩、体积小，呈空泡状，成排或成簇排列，有时可见一些腺泡。鉴别时应注意这种疾病的腺泡形成很少，病变部位与正常腺管的关系没有改变，常常形成一些退行性变的淀粉样体和多核巨细胞。而前列腺癌的细胞呈立方形或低柱状，有明确的细胞壁，致密嗜酸性的胞质，细胞核比正常的大，形态及染色可能有变异，分裂不活跃。其腺泡较小，缺乏曲管状，正常排列形态完全丧失，不规则地向基质浸润，胶原结缔组织层已不存在。腺泡内含有少量分泌物，但很少有淀粉样体。前列腺癌如发生明显的退行性变，则组织结构完全消失，毫无腺泡形成的倾向。

健康小贴士

前列腺癌可以预防吗？虽然现代医学对癌症的研究有了重大突破，但是癌症的发生、发展是一个极为复杂的过程，与内在遗传、外在影响因素及内外因相互作用等许多环节有关。目前对于癌症发生的确切原因、过程和机制还远远没有弄清楚，所以对前列腺癌的预防尚没有切实有效的具体措施。

预防前列腺癌的两种果蔬

番茄 + 芥蓝，可预防前列腺癌

科技工作者在 206 只实验雄性大鼠的体内注射了相同数量的前列腺癌细胞，然后将它们分成 3 组，连续 22 周观察前列腺癌细胞在大鼠身上的发生情况。他们在第一组大鼠的饮食中加入了 10% 的番茄，在第二组中加入了 10% 的芥蓝，第三组中加入了 10% 的番茄和 10% 的芥蓝。观察的结果显示：同吃番茄和芥蓝的大鼠，治疗效果显著，肿瘤缩小到原来的 48%，而且这些肿瘤生长缓慢。由此可见，同吃番茄和芥蓝确实可以防止前列腺癌的发展。

虽然番茄不能"壮阳"，但其对男性前列腺、精子的好处却是不容置疑的。男性不妨每天都吃一餐番茄，而且最好熟吃。因为番茄所含的番茄红素是脂溶性物质，熟吃更容易被人体吸收，不过，加热不要超过 30 分钟，否则番茄红素会被自动分解掉。

需要注意的是，番茄中含有果胶、棉胶酚等酸性成分，很容易与胆汁发生化学反应，凝结成不溶性的块状物质，形成结石，因此空腹时不能生吃大量的番茄，那些有结石体质、有家族史、不吃早餐的人更要注意。

番茄的选择方法

番茄营养丰富，但现在很多人担心番茄被人为催熟，由此导致食品安全问题。

实际上，使番茄早熟的物质是涂抹在果身表面的乙烯，乙烯是一种植物生长激素，不是化学物质，也不是动物激素。使用这种植物生长激素，是因为番茄本身的成熟过程也是靠自身体内的乙烯完成的，人为加入乙烯后，对番茄的成熟可以起到"催促"的作用，乙烯对人体并无伤害，在自然情况下可以挥发，所以可以保证安全。

大家在挑选番茄的时候，可以采取"一看、二摸、三存放"的方法。

看：成熟的番茄一般颜色为通红或通黄，如果颜色深浅不均，最好不买。

摸：番茄成熟的标志是软而不是硬，如果摸起来有明显硬芯的番茄，最好不买。

存放：番茄买回家后最好不要急着食用，因为番茄有一个"放熟"的过程，而且外表涂抹的催熟物质乙烯可以继续挥发。食用时，用清水洗净后即可。

健康小贴士

经常晒太阳的男性比不经常晒太阳的男性患前列腺癌的概率低50%左右。研究发现，晒太阳可以促进身体合成一种维生素D的活性成分。阳光中的紫外线可以诱导维生素D的产生，而维生素D又能够促进前列腺细胞的正常生长，抑制前列腺癌细胞的入侵扩散，有助于降低前列腺癌的发病率。

前列腺癌的治疗

等待观察治疗

等待观察是指主动监测前列腺癌的进程，在出现肿瘤进展或临床症状明显时给予治疗。选择等待观察的患者必须充分知情，了解并接受肿瘤局部进展和转移的危险，并接受密切的随访。

等待观察的指征

（1）低危前列腺癌，不能接受积极治疗引起的不良反应的患者。

（2）晚期前列腺癌患者，仅限于个人强烈要求避免治疗伴随的不良反应，对于治疗伴随的危险和并发症的顾虑大于延长生存和改善生活质量的预期。

随访

对临床局限性前列腺癌适合根治性治疗的患者选择等待观察的必需严密随访。

等待观察的患者，每3个月复诊，检查前列腺特异性抗原、直肠指检，必要时缩短复诊间隔时间和进行影像学检查。对于直肠指检、前列腺特异性抗原检查和影像学检查进展的患者可考虑转为其他治疗。

前列腺癌根治性手术治疗

根治性前列腺切除术（简称根治术）是治愈局限性前列腺癌最有效的方法之一。主要术式有传统的开放性经会阴、经耻骨后前列腺癌根治术及近年发展的腹腔镜前列腺癌根治术和机器人辅助腹腔镜前列腺癌根治术。

适应证

根治术用于可能治愈的前列腺癌。手术适应证要考虑肿瘤的临床分期、患者预期寿命和总体健康状况。尽管手术没有硬性的年龄界限，但 70 岁以后伴随年龄增长，手术并发症及死亡率将会增加。

（1）临床分期：适应于局限前列腺癌临床分期 T1~T2c 的患者。对于 T3 期前列腺癌尚有争议，有主张对 T2c 和 T3 期患者给予新辅助治疗后行根治术，可降低切缘阳性率。

（2）预期寿命：预期寿命 ≥ 10 年者可选择根治术。

（3）健康状况：前列腺癌患者多为高龄男性，手术并发症的发生率与身体状况密切相关。因此，只有身体状况良好，没有严重的心肺疾病的患者适合根治术。

（4）前列腺特异性抗原或格利森（Gleason）评分高危患者的处理：对于前列腺特异性抗原 >20 或格利森评分 ≥ 8 的局限性前列腺癌患者符合上述分期和预期寿命条件的，根治术后可给予其他辅助治疗。

手术禁忌证

（1）患有显著增加手术危险性的疾病，如严重的心血管疾病、肺功能不良等。

（2）患有严重凝血异常疾病。

（3）患有淋巴结转移（术前通过影像学或淋巴结活检诊断）或骨转移。

（4）预期寿命不足 10 年。

手术方法和标准

国内推荐开放式耻骨后前列腺癌根治术和腹腔镜前列腺癌根治术，有条件的可开展机器人辅助腹腔镜前列腺癌根治术。

手术时机

一旦确诊为前列腺癌并符合上述根治性手术条件者应采取根治术。有报道认为接受经直肠穿刺活检者应等待 6 ～ 8 周，可能降低手术难度和减少并发症。接受经尿道前列腺切除术者应等待 12 周再行手术。

手术并发症

手术的主要并发症有术中严重出血、直肠损伤、阴茎勃起功能障碍、尿失禁、膀胱尿道吻合口狭窄、尿道狭窄、深静脉血栓、淋巴囊肿、尿瘘、肺栓塞。腹腔镜前列腺癌根治术还可能出现沿切口种植转移、转行开腹手术、气体栓塞、高碳酸血症、继发出血等并发症。

前列腺癌外放射治疗

概述

外放射治疗是前列腺癌重要的治疗方法之一，具有疗效好、适应证广、并发症少等优点，适用于各期前列腺癌患者。

外放射治疗根据治疗目的不同可分为三大类：①根治性放疗，是局限性前列腺癌患者最重要的治疗手段之一；②辅助性外放射治疗，主要适用于前列腺癌根治术后病理为 pT3 ~ pT4、精囊受侵、切缘阳性和术后 PSA 持续升高的患者；③晚期或转移性前列腺癌的姑息性放疗，能改善患者生存时间，提高生活质量。

外放射治疗照射技术

外放射技术主要包括常规放疗、三维适形放疗和调强适形放疗等。对于局部晚期前列腺癌采用放射治疗和内分泌治疗联合，可显著提高疾病控制率和总生存率，疗效优于单纯放疗。内分泌治疗可采用新辅助内分泌治疗、辅助内分泌治疗或两者联合。内分泌治疗可降低诊断时已经存在的微小转移灶发生远处转移的风险，降低放疗后未凋亡肿瘤细胞或复发病灶发生远处转移的风险。前列腺癌盆腔扩散或淋巴结转移可导致盆腔疼痛、便秘、下肢肿胀、输尿管梗阻或肾积水等。进行姑息性放疗，能有效改善症状。对前列腺癌骨转移的姑息性放疗可缓解疼痛症状和脊髓压迫，提高患者的生活质量。

前列腺癌外放射治疗并发症

放疗引起的不良反应与单次剂量、总剂量、放疗方案和照射体积有关。并发症多发生在常规放疗，适形放疗或调强适形放疗的并发症发生率很低。可能出现的并发症主要包括：①泌尿系统不良反应：尿道狭窄、膀胱瘘、出血性膀胱炎、血尿、尿失禁和膀胱挛缩等；②胃肠不良反应：暂时性肠炎、直肠炎引起的腹泻、腹部绞痛、直肠不适和直肠出血、小肠梗阻等；③放射性急性皮肤不良反应：红斑、皮肤干燥和脱屑，主要发生于会阴和臀部的皮肤皱褶处；④其他不良反应：耻骨和软组织坏死，下肢、阴囊或阴茎水肿等。

前列腺癌近距离照射治疗

概述

近距离照射治疗包括腔内照射、组织间照射等，是将放射源密封后直接放入人体的天然腔内或放入被治疗的组织内进行照射。前列腺癌近距离照射治疗包括短暂插植治疗和永久粒子种植治疗。后者也就是放射性粒子的组织间种植治疗，相对比较常用，其目的在于通过三维治疗计划系统的准确定位，将放射性粒子植入前列腺内，提高前列腺的局部剂量，从而减少直肠和膀胱的放射剂量。

并发症

并发症包括短期并发症和长期并发症。通常将 1 年内发生的并发症定义为短期并发症，将 1 年以后发生的并发症定义为长期并发症。前列腺癌近距离照射治疗的并发症主要涉及尿路、直肠和性功能等方面。短期并发症主要有尿频、尿急及尿痛等尿路刺激症状，排尿困难和夜尿增多，大便次数增多及里急后重等直肠刺激症状、直肠炎（轻度便血、肠溃疡甚至前列腺直肠瘘）等。长期并发症以慢性尿潴留、尿道狭窄、尿失禁最为常见。

总之，前列腺癌近距离照射治疗是继前列腺癌根治术及外放射治疗的又一种有望根治局限性前列腺癌的方法，疗效稳定、创伤小，尤其适合不能耐受前列腺癌根治术的高龄患者。

试验性前列腺癌局部治疗

前列腺癌的局部治疗，除根治性前列腺癌手术、外放射治疗以及近距离照射治疗等成熟的方法外，还包括前列腺癌的冷冻治疗、高能聚焦超声和组织内肿瘤射频消融等试验性局部治疗。与前列腺根治性切除术和根治性放射治疗相比较，这些试验性局部治疗方式对临床局限性前列腺癌的治疗效果还需要更多的长期临床研究加以评估。

前列腺癌内分泌治疗

内分泌治疗的目的是降低患者体内雄激素浓度、抑制肾上腺来源雄激素的合成、抑制睾酮转化为双氢睾酮或阻断雄激素与其受体的结合，以抑制前列腺癌细胞的生长。

内分泌治疗的方法包括去势和抗雄（阻断雄激素与其受体的结合）治疗。内分泌治疗方案有：①单纯去势（手术或药物去势）；②最大限度雄激素阻断；③间歇内分泌治疗；④根治性治疗前先辅助内分泌治疗；⑤辅助内分泌治疗。

适应证

（1）转移前列腺癌，包括 N1 和 M1 期。

（2）局限早期前列腺癌或局部进展期前列腺癌，无法行根治性前列腺切除术或放射治疗。

（3）根治性前列腺切除术或根治性放疗前的新辅助内分泌治疗。

（4）配合放射治疗的辅助内分泌治疗。

（5）治愈性治疗后局部复发，但无法再行局部治疗。

（6）治愈性治疗后远处转移。

（7）雄激素非依赖期的雄激素持续抑制。

去势治疗

（1）**手术去势**：手术去势可使睾酮迅速且持续下降至极低水平（去势水平）。主要的不良反应是对患者的心理影响。因为手术去势可能会造成患者心理问题和治疗中无法灵活调节方案等问题，有条件的患者应该先考虑药物去势。

（2）**药物去势**：促性腺激素释放激素类似物（GnRH-a）是人工合成的黄体生成素释放激素，已上市的制品有：亮丙瑞林、戈舍瑞林、曲普瑞林。缓释剂型为 1 个月、2 个月、3 个月或 6 个月注射一次。在注射 GnRH-a 后，睾酮水平逐渐升高，在 1 周时达到最高点（睾酮一过性升高），然后逐渐下降，至 3～4 周时可达到去势水平，但有10% 的 GnRH-a 治疗患者睾酮不能达到去势水平。GnRH-a 已成为雄激素祛除的标准治疗方法之一。

（3）雌激素：雌激素作用于前列腺的机制包括抑制 GnRH-d 的分泌，抑制雄激素活性，直接抑制睾丸间质细胞功能，以及对前列腺细胞的直接毒性。

最常见的雌激素是己烯雌酚，可以达到与去势相同的效果，但心血管方面的不良反应发生率较高，因此在应用时要慎重。

最大限度雄激素阻断

（1）目的：同时祛除或阻断睾丸来源和肾上腺来源的雄激素。

（2）方法：常用的方法为去势加抗雄激素药物。抗雄激素药物主要有两大类：一种是类固醇类药物，其代表为醋酸甲地孕酮；另一种是非类固醇类药物，主要有比卡鲁胺和氟他胺。

（3）结果：合用非类固醇类抗雄激素药物的最大限度雄激素阻断与单纯去势相比可延长总生存期 3～6 个月，平均 5 年生存率提高2.9%。对于局限性前列腺癌，应用最大限度雄激素阻断治疗时间越长，前列腺特异性抗原复发率越低。而合用比卡鲁胺的最大限度雄激素阻断治疗相对于单独去势可使死亡风险降低 20%，并可相应延长疾病无进展生存期。

根治术前新辅助内分泌治疗

（1）目的：在根治性前列腺切除术前，对前列腺癌患者进行一定时间的内分泌治疗，以缩小肿瘤体积、降低临床分期、降低前列腺切缘肿瘤阳性率，进而提高生存率。

（2）适应证：适合于 T2、T3a 期。

（3）方法：采用 GnRH-a 联合抗雄激素药物的最大限度雄激素阻断方法，也可单用 GnRH-a 或抗雄激素药物，但最大限度雄激素阻断方法疗效更为可靠。新辅助治疗时间为 3 ～ 9 个月。

（4）结果：新辅助治疗可能降低肿瘤临床分期，可以降低手术切缘阳性率和淋巴结浸润率，降低局部复发率，大于 3 个月的治疗可以延长无 PSA 复发的存活期，但对总存活期无明显改善。

间歇内分泌治疗

在雄激素缺如或低水平状态下，能够存活的前列腺癌细胞通过补充的雄激素获得抗凋亡潜能而继续生长。间歇内分泌治疗的优点包括提高患者的生活质量，降低治疗成本，可延长肿瘤对雄激素依赖的时间，与传统内分泌治疗相比可能有生存优势。间歇内分泌治疗的临床研究表明：在治疗间歇期，患者的生活质量明显提高（如性欲恢复等）。可使肿瘤细胞对雄激素依赖时间延长，而对病变进展和生存时间无大的负面影响。间歇内分泌治疗更适于局限性病灶及经过治疗后局部复发者。

前列腺癌的辅助内分泌治疗

此种治疗法是指前列腺癌根治性切除术后或根治性放疗后，辅以内分泌治疗。目的是治疗切缘残余病灶、残余的阳性淋巴结、微小转移病灶，提高长期存活率。

前列腺肿瘤与不孕不育

前列腺癌是前列腺肿瘤的一个主要类型。前列腺肿瘤可以分为肉瘤、横纹肌肉瘤、平滑肌肉瘤、神经肉瘤、黏液肉瘤与脂肪肉瘤等，其临床表现及治疗方法与前列腺癌相似。前列腺肿瘤的症状繁多，而且个体差异较大，人们把前列腺肿瘤的症状统称为前列腺肿瘤综合征。

虽然前列腺肿瘤与不孕不育的关系仍存在很多争议，但多数学者认为前列腺肿瘤可以影响前列腺的正常生理功能，降低生育能力。据一项调查指出，男性不育症中前列腺肿瘤的发病率在 5% ～ 40%，因此患有不育症的男性应该对是否患有前列腺肿瘤进行必要的检查和治疗。而前列腺肿瘤就是通过以下几方面来影响精液的质量，进而影响患者的生育能力。

精液酸碱度的改变

在正常情况下，精液的 pH 为 7.2 ～ 7.8，精子在这样的酸碱值下活动自如，生存良好。当前列腺肿瘤产生后，精浆中的酸性物质会增加，使得精液的酸碱值下降，当酸碱值降低到精子生存最低要求的 pH 为 6.0 ～ 6.5 时，精子便会死亡，不利于生殖过程的正常进行。另外，前列腺液内的白细胞会使前列腺液的 pH 提高，并因此改变精浆的酸碱值，也不利于精子的生存。

精液黏稠度增加与精液液化异常

当前列腺有肿瘤时，前列腺液中大量液化酶的活性下降或分泌量减少，凝固因子相对增多，加上精浆中可能含有大量白细胞、细菌，甚至可能夹杂大量脓液，使得精液的黏稠度明显增加，不容易液化，也就不利于精子的正常活动。

精液成分的改变

精浆为精子提供了大量的营养成分，并帮助精子活动。当前列腺产生肿瘤时，精浆中可能掺杂了一些炎症性细胞、细菌，乳酸物质也会增加，细菌的毒素以及代谢产物会排泄在精浆中，炎症细胞和细菌会消耗掉大量的营养物质和养分，使得精子的生存环境变得极端恶劣，因此不能充分发挥其生育能力。

精子密度与精液量的改变

健康的成年男性每次射精量为 2 ～ 6 毫升，因精子所占的体积非常小，所以精液量基本上等于精浆的量。一方面，当前列腺出现肿瘤病变时，精浆的分泌量减少不利于精子的生存与活动；另一方面，精浆的大量增加，使精子的密度减少，精子稀释，也会影响男性的生育功能。

导致下丘脑—垂体—性腺轴的改变

前列腺肿瘤患者，尤其是那些久治不愈的患者，精神神经性的症状往往会显现出来。患者可能存在心理问题及人格特性的改变，并伴有失眠、多梦、记忆力减退、头晕、注意力不集中、焦虑、精神抑郁等症状，这些症状会导致下丘脑—垂体—性腺轴的改变，引起生殖细胞和精子的死亡性增加，因而可以明显影响生育率。

造成精子的输送障碍

前列腺肿瘤会引起慢性附睾炎、附睾纤维化，形成结节，造成输精管、射精管道出现阻塞，造成部分性的排精困难，或者造成完全性的梗阻性无精子症，引起男性不育。

性功能障碍

一些前列腺肿瘤患者会表现出性心理异常，同时还伴有性功能减退，以致性兴奋或性活动明显减少。有些患者可以发生不同程度的性勃起痛和射精痛、勃起功能障碍、早泄等，进而影响生育能力。

前列腺肿瘤的预防

美国癌症协会经过研究发现，肥胖男性减肥后，患前列腺癌的风险会明显降低。许多就诊的前列腺肿瘤患者，看起来都有些"发福"，这主要有两个方面的原因：一方面是因为胖人喜欢吃红肉，而常吃红肉不利于前列腺的健康，还会增加前列腺增生的概率；另一方面是胖人体内过多的脂肪在代谢过程中产生的物质会改变激素环境，从而对血液中睾酮含量有一定影响，而前列腺肿瘤特别是前列腺癌正是因为对睾酮过分依赖造成的。可见，要预防前列腺癌，最好从保持正常体重开始。那么，具体要怎样才能预防前列腺肿瘤呢？

保持正常体重

对于肥胖者以及超重者来说，应尽量采取减肥措施，将体重控制在正常范围（体重指数在 $18.5\sim23.9kg/m^2$）。减肥最好从运动开始，但是对于年龄稍大的患者，不当运动反而会诱发其他疾病。因此，建议不方便采用运动减肥的老年患者，可以每天泡澡 15 分钟，泡澡时最好踢踢腿，稍微活动一下。泡澡时，热水会将体内的热量大量散发，充分燃烧多余的脂肪，可以起到一定的减肥效果。另外，在热水的刺激下，前列腺周围的血液循环可以加速，这样淤积在前列腺液中的有毒物质进入血液后很快会被排出体外。

良好的生活习惯

有研究表明，患有良性的前列腺增生、缺少锻炼、吸烟、放射线或性传播的病毒都可能会导致前列腺肿瘤的发病率。因此，有相关危险因素的老年男性要提高警惕，养成良好的饮食和生活习惯，这对前列腺肿瘤的预防有重要意义。

定期体检

很多人由于日常工作繁忙，很少有时间去医院看医生，经常到危及生命时才会去医院检查。一般来说，癌症是不会一夜之间出现的，这就是为什么人们应该从 50 岁开始定期去医院进行体检的原因。我们必须在症状出现之前，及时发现疾病，因为早一天发现疾病，就能早一天进行治疗。

｜前列腺结核｜

前列腺结核是指结核分枝杆菌侵及前列腺引起的结核病变，是整个泌尿生殖系统结核病变的其中一种，泌尿生殖系统结核中最常见的是肾结核，前列腺结核就继发于此。肾结核的病变越严重，患生殖系统结核的可能性越大。作为继发性结核，男性生殖系统结核往往是同时发生在多个器官，如前列腺、精囊腺、输精管、附睾和睾丸等。因此，前列腺结核并不是孤立存在的。前列腺结核比较隐蔽，很难被发现。

在男性生殖系统结核中最先遭受侵犯的是前列腺和精囊，然后再经过输精管到达附睾和睾丸。一种途径是结核分枝杆菌经尿路下行至后尿道，然后通过前列腺管口和射精管进入前列腺；另外一种途径则是从较远病灶经血行到达前列腺。大部分病例由血行感染，少数病例可由尿道直接蔓延逆行感染引起。

前列腺结核大多同时侵犯两侧。早期结核病变出现在前列腺和精囊内的血管附近、导管口或射精管口附近，以后会慢慢扩展到前列腺的两侧叶、精囊和附睾。和其他部位的结核一样，前列腺结核的早期为卡他性病变，血管周围有小而密的结核结节。黏膜下病变会进一步发展，导致腺体上皮消失，形成结核肉芽肿、干酪化。当病变严重时，可扩展到前列腺周围的组织，使精囊的正常组织消失，结核组织取而代之，干酪样病变广泛，并可使输尿管后端狭窄。如果脓肿形成，还会向会阴部溃破，形成持久不愈的窦道。最终前列腺结核将继发感染，

103

或经钙化而愈合。

前列腺结核的初期病变在间质，之后扩展至前列腺管泡，逐渐发展为包裹不完整的干酪样融合性结核灶。一般很少形成典型结核结节。早期前列腺结核病常发生于两侧叶，在两侧呈融合性干酪样坏死区，继而液化成空洞，使前列腺含多个空洞而明显增大。空洞可向尿道、膀胱、直肠以至腹腔蔓延。一部分病例经治疗后可钙化痊愈。

早期的前列腺结核症状不明显，有时会出现慢性前列腺炎的症状，具体表现为会阴部不适和下坠感、肛门和睾丸疼痛、下腰痛、大便时痛，而且疼痛会向髋部放射，症状逐渐加重。尿液混浊，尿道内会出现少量的分泌物。如果膀胱颈受到牵连，则会出现尿急、尿痛和尿频的症状，尿液内有蛋白、结核杆菌、红细胞、脓细胞。附睾常常受累，肿大发硬，表面呈结节状，轻度压痛。病变严重时，会出现血精、精液减少、射精痛和性功能障碍。当前列腺及精囊肿大明显时，可以压迫后尿道、膀胱及输尿管末端，引起尿道狭窄，排尿困难或上尿路扩张积水等。晚期时，前列腺常发生皱缩硬化，质地变硬而被疑为癌。

虽然前列腺结核的发病率在男性生殖系结核中居第一位，但是由于早期诊断比较困难，容易被人们忽略，需要与一些常见疾病相区别。

与前列腺癌相区别

前列腺结核会引起前列腺增大，出现固定且坚硬的结节，不容易与前列腺癌相区别。实际上，直肠指检时，前列腺癌的肿块更为坚硬，且有大小不等的结节。如果癌肿已经侵犯到前列腺包膜外，则肿块固定。进行血清前列腺特异性抗原测定及前列腺穿刺活检术即可区分。

与前列腺结石相区别

在 X 线片上，可以看见前列腺钙化的影子，这可以说是前列腺结核的表现，也可以是前列腺结石的表现。但前列腺结核常伴有输精管、附睾结核，如附睾肿大或输精管有串珠状结节病变。再结合前列腺液检查，二者就不难鉴别。

与非特异性前列腺炎相区别

前列腺结核又称结核性前列腺炎，其早期的临床症状与慢性前列腺炎相同，因此临床上很难区分。这就需要做尿液结核菌涂片及培养，以及精液和前列腺液的结核菌检查。应该注意的是，对前列腺结核患者做前列腺按摩要慎重，以免引起结核病变扩散，应先做精液结核菌检查，在应用抗结核治疗后再考虑做前列腺按摩，以进行前列腺液结核菌涂片检查。

健康小贴士

前列腺结核的 X 线片的特点是前列腺结核常伴有附睾、输精管结核，X 线片上可以清楚地看到前列腺钙化影。

前列腺结核的治疗

前列腺结核多发生于 20 ～ 40 岁的性成熟期，在临床上很少单独发病。其发病时，患者会出现低热、精神不振、全身乏力等。前列腺结核是一种慢性病、病程长，有尿道刺激征，使患者精神常处于焦虑状态，担心自己的病是否能治愈，心情压抑，时间长了甚至会发生阳痿。

前列腺结核多与精囊结核同时存在，患者可有性欲减退，遗精、早泄，甚至有血精等症状，严重的前列腺结核还可有脓肿形成，并向阴囊部、会阴部破溃，结核性的脓肿破溃后不易愈合，窦道会流出脓液、有臭味，给患者的性生活带来不便，是造成阳痿的重要原因之一。

当前列腺结核合并有睾丸、附睾结核时，由于睾丸结核会形成干酪样坏死，会使睾丸失去正常的分泌、调节功能。

前列腺结核的治疗和全身结核病的治疗方法大体相当，包括全身治疗和抗结核药物治疗。前列腺结核使用抗结核药物治疗可取得良好的效果。治疗方法与肾结核类似，采用异烟肼、链霉素、利福平等为主的两三种药物联合应用，一般疗程为 6 ～ 12 个月。

前列腺结核治愈的标准是尿液或前列腺液结核菌涂片和培养均为阴性，泌尿生殖系统结核症状及体征全部消失。那么，具体如何治疗前列腺结核呢？

一般治疗

一般治疗主要包括适当休息、饮食营养、避免劳累等。

药物治疗

前列腺结核采用药物治疗的效果较好，用药时间一般为半年，也可以按照前列腺液、精液结核杆菌培养结果来估计用药期限。目前的治疗方案可以参考国际抗痨协会推荐的短程化疗。治愈标准是前列腺液结核杆菌培养阴性，临床症状与体征消失。

手术治疗

一般不主张采取前列腺切除术来治疗前列腺结核，因为现代的抗结核药物治疗大多能够控制病变，而且这类手术往往需要连同输精管、附睾、精囊等一并切除，手术范围大，有一定的风险，手术后甚至会引起结核性会阴尿道瘘，伤口不愈合。只有当前列腺结核严重，形成广泛空洞、干酪样变性或造成尿路梗阻，用一般药物治疗不能缓解，或者前列腺结核寒性脓肿已引起尿道、会阴部窦道时，可以考虑做前列腺切除术。

一般来说，前列腺结核常伴有附睾结核，如果药物治疗无效，可以考虑作附睾切除术。这对前列腺结核的治疗也有好处，当附睾切除后，前列腺结核大多可以逐渐愈合。

健康小贴士

　　前列腺结核患者的饮食疗养是治疗的一个重要辅助手段。如果只注重治疗，而忽视了平日的饮食疗养，就会为治疗的效果减分，甚至造成前列腺结核的久治不愈，影响治疗的效果。因此，前列腺结核患者在食物的选择上可以多吃些新鲜蔬菜、水果、粗粮及膳食纤维丰富的食物。

初识前列腺结石

通俗地说，前列腺结石是指前列腺里长了石头。前列腺结石多含蛋白质、胆固醇、柠檬酸等有机成分，完全不同于尿道结石，二者不能混淆。在一些特殊情况下，前列腺结石可以穿破前列腺部尿道的黏膜，进入尿道，医生在诊断时应把这种结石与尿道结石相区别。

前列腺结石是一种原发性或内源性的在前列腺腺泡和腺管内形成的真性结石。这种结石大如豌豆，小如粟米，呈现多种形状，如圆形或椭圆形，也可呈多面形，数目可以是一个，也可能是几十个、上百个，一般呈黑色、暗棕色或棕黄色，小结石常常比较光滑，大结石或多发结石则可能占据整个腺腔，质地比较坚硬。由于前列腺结石中常常存在大量细菌，因此常可以作为感染核心，而抑菌的抗生素却难以进入结石发挥治疗作用。患者有前列腺结石时，根据分期有以下症状。

早期症状

前列腺结石早期大多无明显症状，而是体检发现。前列腺结石可以在前列腺内存在多年而患者不会感觉到不适，但只要仔细观察，前列腺结石的前期征兆还是可以发现的，如患者偶尔会伴有阴部灼热、潮湿、有异味感等。

中期症状

前列腺结石的中期症状表现为前列腺钙化。前列腺钙化灶上容易滋生细菌，这是前列腺炎反复发作的一个重要因素。钙化灶会发展为结石，可以加重前列腺的炎症。慢性前列腺炎还会造成精子的成活率降低，精液液化时间延长，导致受孕率降低，影响生育。

后期症状

前列腺结石的后期症状是腺体内形成结石，小的结石会引起慢性前列腺炎，腺泡内充满脱落上皮和碎屑，因此可以扩张；腺腔的形状和大小可以改变，大的结石可占据前列腺大部分腺腔，仅剩下少量的腺体组织。当腺体有炎症及化脓时，可引起前列腺周围炎。严重感染时可形成脓肿，甚至穿破形成瘘管。因此，前列腺结石常伴发有反复尿路感染，结石是继发性尿路感染的根源。

用于前列腺结石诊断的几种检查

如果单独对前列腺进行检查，一般是无法做出明确的前列腺结石诊断的。前列腺结石经常是伴随着其他疾病检查得出的，那么对前列腺结石的诊断可以采取哪些方法呢？目前最常用的是通过直肠指检、X 线片、B 超等来进行诊断。

直肠指检

通过直肠指检可以发现较大的前列腺结石。当结石较大时，前列腺也会增大，医生可以通过直肠指检摸到结石或质硬的结节。当前列腺结石合并前列腺炎症时，包膜增厚，指检时容易误诊为癌肿，但这种结节不固定，可以活动，而且边缘清晰，结节间的组织正常，据此可以与前列腺肿瘤相鉴别。

虽然直肠指检能发现一部分前列腺结石，但有些结石却很难发现，因此还应进一步做详细的鉴别诊断。

X 线片

通过 X 线片对前列腺结石的诊断有重要意义。即使是没有症状的前列腺结石，也可以通过 X 线片来得到诊断。一般来说，前列腺结石的 X 线有两种表现形式：一种是小圆形团块影，聚集而对称，位于中线的两侧；另一种结石小而圆，大小不等，可以由针尖大小到芝麻大小，成团状排列，多位于中线。

前列腺结石的形态大小不一，有圆形、椭圆形或多面形等形状，有的也呈放射状、分层状或树枝状。因此，在 X 线检查中，会有三种结石的阴影：第一种是弥漫影，这种结石非常小，但数量众多，均匀地分布在腺体的实质；第二种是环状影或马蹄状，这种比较常见，环形的中央部分为尿道，透光清晰，四周环绕的为结石，而马蹄形状的两侧为结石影，中间为尿道，前方无结石区；第三种是单个的巨大结石，有的甚至会占据整个腺体，X 线片表现为巨大的结石影。

B 超

通过 B 超很容易发现前列腺中的结石。主要有以下四种情况。

（1）单个较大结石，B 超检查呈现出强回声光团，可以伴有声影。

（2）散落于腺体内部的数量众多的小结石，一般无声影。

（3）围绕尿道的一道环形结石，可形成一圈强回声环。

（4）马蹄形结石均常伴有前列腺增生，位于移行区与周边区之间，呈弧形排列，结石较大或聚集很密时可出现声影。

另外，前列腺腺管内结石在正中矢状切面上很容易看到；精阜平面的腺管内结石会产生典型的埃菲尔铁塔征，塔的底部由结石形成，塔的顶部是由于彗星尾影像和声影的作用而形成。

综上所述，人们要定时去医院进行检查，一旦查出了患有前列腺结石就应该及时到医院诊断治疗，以免耽误最佳治疗时间。

健康小贴士

区分前列腺结石与前列腺结核的小窍门：前列腺结核多见于青年人，可影响一侧或双侧前列腺，同时伴有精囊、附睾结核。而前列腺结石则常发于 40 岁以上的中老年人，一般无明显症状。

前列腺结石的治疗

前列腺结石多数无须特殊治疗。如伴反复感染、尿路梗阻等并发症，可考虑手术治疗。我们还可以通过自治疗法进行辅助治疗。

（1）不喝酒，即使是在节日、假期或者必须应酬的场合也不喝酒，或者只喝少量的低度酒。

（2）多喝水，每天至少喝 2000 毫升的水。每天早晨起床后即喝一杯水，这对于排尿不畅的中老年人更为适宜。

（3）不吃辛辣等刺激性食物，合理安排一日三餐，做到膳食平衡。

（4）适量锻炼，坚持做到"537"。"5"指的是每周至少运动 5 次；"3"指的是每次运动需要在 30 分钟以上；"7"指的是每次做完锻炼后，实际心跳次数加上年龄要达到每分钟 170 次。

（5）不久坐：每坐 1 小时左右，就站起来活动活动身体。

（6）保持大便通畅：每天定时排便，日常饮食中要多吃蔬菜和水果，适量活动，遇有便秘时要及时治疗。

（7）注意个人卫生，每天晚上都洗一次阴部。

（8）勿过度劳累，避免着凉。调整好工作与生活节奏，劳逸结合，避免过度疲劳。另外，还要根据气温的变化适时地增减衣服，避免着凉。

（9）每天要做到心情舒畅、乐观豁达，及时排解自己的不良情绪。

（10）合理的性生活。性生活要有规律，不宜过频，但也不可以没有，一般以过完性生活第二天没有疲劳感为宜。根据年龄段参考频次如下：30 岁以下，每周 2 ～ 3 次；31 ～ 50 岁，每周 1 ～ 2 次；51 ～ 60 岁，每月 2 ～ 3 次；60 岁以上，每月 1 次或每 3 个月 2 次。

健康小贴士

　　当前列腺结石患者伴有慢性前列腺炎与精囊炎时，要对症治疗。可以采用热水坐浴，使用尿路解痉药来解除后尿道的刺激症状。前列腺真性结石一般很少见，且大多数不需要治疗，有些虽有症状，但一般预后都很好，只有极少数的患者需要手术治疗。因此，被确诊为前列腺结石时不必惊慌失措，要积极治疗，并定期复查。

　　医生在为患者治疗前列腺结石时，一般遵循的原则是：无明显症状者不需要治疗；合并有慢性前列腺炎和精囊炎的患者，应积极对症治疗。

预防前列腺疾病从青少年开始

前列腺对男性体内的各种功能起着非常重要的作用，应该引起人们的重视。一旦前列腺出现了问题，就会导致很多疾病。要预防前列腺疾病应该从小就开始，尤其是青少年时期。那么青少年应该怎样保护好前列腺呢？

跑步：跑步是一项保护前列腺的最佳运动，在跑步的过程中，盆底肌肉有节奏地张弛，能起到按摩前列腺的作用。

游泳：在炎热的夏季，游泳成了一项主流运动。游泳不仅能够借此缓解夏日的炎热，还能保养前列腺。

打网球：打网球是一项运动量较大的运动，它对场地和技术的要求都比较高，青少年打网球有助于前列腺的保护。

除此之外，青少年要预防前列腺疾病还要注意以下事项。

不要久坐不运动：久坐会导致会阴部充血，增加排尿困难。

不要忍尿、憋尿：忍尿、憋尿会让我们的膀胱过度充盈，致使膀胱逼尿肌的张力减弱，严重者会发生急性尿潴留。因此，青少年要做到有尿及时排出。

少吃辛辣刺激的食物：少食用辛辣刺激的食物，可以有效预防前列腺疾病的发生。

适量饮水：青少年每天要摄入足够的水保持身体的正常需要，特别是白天一定要保证充足的摄入量，在晚上的时候可以适量减少。

慎用某些药物：青少年不要乱服药，一定要在医生指导下服药。

健康小贴士

青少年过早吃"禁果"，小心前列腺疾病。根据最新的一项研究表明，初次性生活过早或者次数过频将明显提高前列腺疾病的发病率。如果最初的射精年龄在 15 岁以下，性生活初始年龄不满 24 岁，那么在 40 ～ 50 岁以后，极易患前列腺疾病。

第四章

治疗前列腺疾病这些问题不能忽视

　　细节决定成败，治疗疾病更是如此。在治疗前列腺疾病的过程中，一些细节问题不能忽视。

衡量前列腺疾病的 "尺子"

前列腺疾病有轻重之别，而不同程度疾病的治疗方法各不相同。1993 年，美国泌尿外科学会制订了一种量表，将患者主观症状的轻重得以用客观量化的数字表示，从而能够准确地判断患者症状的轻重。

量表包括哪些细节

这个量表并不是针对所有前列腺疾病，而是主要针对前列腺增生疾病的。专家们将前列腺增生引起的症状分为 7 种，它们分别是夜尿次数增多、排尿费力、尿线变细、憋尿困难、间断性排尿、排尿间隔小于 2 小时、排尿不尽。其中每个症状，按照发生频率分为几乎总是、多于半数、约 1/2、少于 1/2、少于 1/5、无 6 个评分段，并且将每个评分段对应 5 ～ 0 的 6 个分数。计算分数时将自我感觉严重程度的分数，与发生频率分数对应起来，并看自己的分数段属于哪个阶段。一般 0 ～ 7 分为轻度症状；8 ～ 18 分为中度症状；19 ～ 30 分为重度症状。在这个量表中还考虑到了患者对症状的烦恼程度，将患者的主观感觉分为痛苦、不愉快、大多数时候不满意、满意和不满意各半、多数满意、好、非常好 7 个等级。

量表的作用

尽管这是一张病患自己填写的简单量表，但是它却可成为专业医生判定病情，采取治疗措施的重要依据。因此，患者在填写表格时需要本着认真的态度，仔细看清楚各项的内容，并且在医生的指导下进行评分，这样才能够准确地理解评分表中每个项目的含义，使分数更加准确。

医生根据患者在量表上评出的分数，可清楚地了解患者的排尿情况，并做出一个相对客观的评价，根据此评价及其他检查结果来制订治疗方案。

健康小贴士

各个医院设计的量表虽有差异，但其中的内容都是大同小异。另外，量表一般评估的是最近 3～6 个月的前列腺增生症状评分情况，如果伴随着其他疾病，在填写表格时，就要仔细询问清楚。比如，前列腺增生同时伴随急性尿潴留就诊，在填写表格时，就要根据最近能够正常排尿时的症状评分，而不是出现尿潴留症状之后。

吃药，还是手术

在治疗过程中，到底是选择吃药，还是选择手术，首先要看患的是哪种疾病，有些疾病只需吃药就可以治疗，如前列腺炎，而有的疾病可选择手术治疗，如前列腺增生。对于那些只需吃药就可以痊愈的疾病，患者当然无须做出是要保守治疗还是手术治疗的决定；但对于前列腺增生等疾病，患者就需要慎重选择。因为手术治疗虽然根除疾病的概率较大而且治疗疾病的效果较好，但很有可能给你及家人的生活带来很大的改变，患者必须承担这样的风险。

手术治疗的风险

在各种前列腺疾病中，前列腺增生采用手术治疗的概率最大，同时治疗效果也最好。不过，在治疗过程中，除非必要，医生一般不建议患者采取手术治疗的方法。这不仅是因为手术治疗相对于药物治疗给人体留下的创伤更大，恢复需要一定的时间，同时也因为前列腺手术可能会影响患者控制阴茎勃起的神经，给患者的夫妻生活造成很大影响。

哪些情况适合首选手术治疗

选择手术治疗的总原则是，如果前列腺增生或肿瘤的病情较重，已经对患者的生活和身体健康产生非常大的影响，且不及时治疗可能会对身体健康构成较大的潜在危险。那么，出现哪些症状表明病情较为严重了呢？

（1）前列腺增生或者前列腺肿瘤导致血尿症状出现，表明情况严重到必须要做手术了。

（2）因前列腺增生或者前列腺肿瘤而出现反复急性尿潴留情况时，手术治疗就是比较恰当的选择了。

（3）因前列腺增生而出现膀胱结石，患者应考虑采取手术治疗。

（4）因前列腺增生而出现长期的排尿困难，表明肾、输尿管、膀胱都受到了侵害，为了减轻这些器官的压力，患者最好选择手术治疗。

（5）有前列腺增生，同时又出现了尿路感染的情况，且前列腺增生明显是尿路感染的原因时，应选择手术治疗。因为对于因前列腺增生导致的尿路感染很难通过药物治愈，而尿路感染对人体的伤害是非常大的。

（6）以中叶增生为主的前列腺增生，意味着增生正在向膀胱方向生长，则必须选择手术治疗。

（7）长期服用药物治疗，但对药物治疗效果并不满意的前列腺增生患者，且表现的临床症状很严重，也适宜手术治疗。

出现以上 7 种情况的患者最应选择手术治疗，而其他情况，应由医生根据患者病情以及年龄等因素，酌情选择适当的治疗方式。

健康小贴士

一般说来，前列腺疾病的症状各异，患者应及时就医，医生会帮助患者明确诊断及选择最合适的治疗方案。

前列腺电切术的效果怎么样

治疗前列腺疾病的手术方式一般可以分为开放手术和微创手术两类，其中开放手术是比较传统的方式，是在患者的下腹部切开一个刀口，从切口进去后分离到前列腺的位置，再将增生的腺体组织切除。如今这种开放手术使用得越来越少，大部分地区都已经采用微创手术。

前列腺疾病的微创手术是通过特殊的器械在尿道内进行，可以不用在身体上切开刀口，恢复期比较短，留下的创伤也很小，因此微创手术已成为前列腺增生或肿瘤手术治疗的主流方法。

前列腺疾病的微创手术方式众多，有前列腺等离子电切术、前列腺汽化术、前列腺电切术、钬激光前列腺剜除术等，其中前列腺电切术的采用最为广泛。

前列腺电切术的优缺点

前列腺电切术是通过特殊器械进入尿道后，到达前列腺位置，通过特殊器械放大患病位置，用极精巧的器械，一点点割掉增生的前列腺，并用水将其冲洗出来的一种方法。前列腺电切术最大的优点是手术效果好、创伤小，且手术过程快捷。患者接受手术后痛苦相对少，恢复非常快。一般说来，患者在手术后第二天就可以下床活动，3～4

天就可以出院。

不过，任何先进的技术都有一定的缺点，前列腺电切术也一样。由于前列腺电切术是通过尿道进入前列腺，在器械进入尿道或撤出尿道的过程中，会对尿道造成一些创面和切口，在这期间患者要插入导尿管，并且因切口愈合等原因，产生不适感。另外，由于前列腺电切术在尿道中造成了创伤，而创伤愈合后可能会出现瘢痕，因此采用前列腺电切术后，有小部分人会出现尿道狭窄并发症，有排尿困难等症状，且这种症状可能会在前列腺疾病康复 1 ～ 2 年后才出现。因此，瘢痕体质者要慎重选择此种手术方式。

哪些人适合选择前列腺电切术

（1）高龄患者适合这个手术。高龄患者对夫妻生活的欲望大大降低，所以万一在手术中损伤了神经，也不至于对患者的生活造成太大的影响。

（2）前列腺增生且伴有其他疾病的患者，如同时患有高血压、糖尿病、冠心病等，采用开放性手术会大大增加手术的风险，而且也不能避免伤及神经的情况，所以不如采用前列腺电切术。

当然，切除前列腺并不是治疗前列腺疾病的唯一方式，对年轻人来说，除了手术，还可以采用药物治疗等方式。

前列腺增生药物治疗

目前临床上治疗前列腺增生的药物分为 5α – 还原酶抑制剂、α_1 受体阻断剂和植物类药物三类。不同的药物治疗机制不同，适合的前列腺增生病因也不相同。

5α – 还原酶抑制剂

前列腺的"生长"主要依靠雄性激素的作用，雄性激素在一种叫作 5α – 还原酶的作用下，转变为双氢睾酮（DHT）后，对前列腺的"生长"起到"营养"作用。如果身体中某种机制影响了双氢睾酮的形成，前列腺中双氢睾酮的含量降低，前列腺"生长"速度也会随之降低。

目前临床上常用的 5α – 还原酶抑制剂有进口和国产之分，不过不管是进口的，还是国产的，长期服用后都可以产生使增生的前列腺腺体缩小 20% 的疗效。在这里需要提醒患者的是，在服药初期，少数服用 5α – 还原酶抑制剂的人可能会出现阳痿或性欲减退的情况。

α_1 受体阻断剂

α_1 受体阻断剂主要是针对因前列腺内平滑肌张力增高，使尿道受

126

到压迫进而造成的前列腺增生症状。在前列腺中，有一种特殊的神经受体——α_1受体调控着平滑肌细胞的张力作用。当前列腺内α_1受体增多，且处于高度紧张状态时，平滑肌处于高张力状态，从而加重了排尿困难的症状。而α_1受体阻断剂就是一种影响α_1受体紧张状态的物质，它可以使α_1受体得到松弛，从而缓解排尿困难症状。

α_1受体阻断剂可以使前列腺增生的梗阻和刺激症状得到中等程度的缓解，效果显著。但在服药初期可能会导致体位性低血压的出现，因此在服用药物的过程中应注意：

（1）监测血压情况。因为α_1受体阻断剂有一定的降压作用，可能与高血压患者服用的降压药起到协同作用，为预防出现低血压，服用α_1受体阻断剂的患者要监测血压。

（2）尽量在睡前服用α_1受体阻断剂。由于α_1受体阻断剂可能会导致体位性低血压出现，夜间人们改换体位的情况相对较少，所以适宜睡前服用。但对那些有起夜习惯的人来说，起夜时最好先慢慢适应一会儿，等头晕症状消失后再进行活动。另外，在夜晚翻身时，也要慢慢来。

植物类药物

植物类药物事实上类似于人们日常所说的中成药，它是一类通过从植物中提取多种成分，进行一定比例混合后，来治疗前列腺增生的药物。植物类药物在临床上应用比较广泛，而且不良反应少，但在效果上则没有以上两种药物显著。

　　由于前列腺增生是一种慢性疾病，而且药物并不能"根治"它，所以通过服用药物治疗前列腺增生疾病，也意味着可能需要长期服用才能持续发挥药物的治疗作用。在这个过程中，患者一定要持续用药，最好不要间断服药。

健康小贴士

　　通过药物治疗前列腺增生的患者，即使在药物已经起了作用之后，也要定期去医院复查。为了更好地掌握疾病的发展情况，服药治疗前列腺增生的患者最好每半年去医院复查一次。如果服用的药物为5α-还原酶抑制剂，患者还需要在复查前告诉医生，因为5α-还原酶抑制剂的药效可能会影响前列腺癌的检查结果。

第五章

前列腺疾病患者的调理与保养

人体是一台精密的感知机器，随着四季气候、温度的变化，身体的血液循环会产生某些微妙的变化，而这些变化可能会影响到某些疾病，使疾病呈现出明显的季节性特征，前列腺疾病就是这样一种随四季变化而有不同表现的疾病。根据疾病变化，进行四季不同的保养，也成为前列腺疾病患者需掌握的重要康复方法。

前列腺疾病患者的饮食原则

前列腺疾病对身体的危害很大，但如果人们能在平时的饮食中多加注意，就能起到有效的防治效果。这方面，可坚持四大饮食原则，三个饮食习惯。

原则一：粗细搭配、品种多样

碳水化合物是提供人体所需能量的主要物质，患者每天都应摄入充足的碳水化合物，并注意粗细搭配、品种多样，不应长期食用细粮。

原则二：控制脂肪和胆固醇摄入量

前列腺患者要少食用富含饱和脂肪酸的食物，如动物油、肥肉等。在平日的饮食中，要增加不饱和脂肪酸的摄入，如可选用植物油等。

原则三：保持能量平衡

根据患者的年龄、体重、活动量，确定每天所需能量，在饮食中不能超过太多，略显正平衡即可。

原则四：保证蛋白质充足

蛋白质直接影响着我们自身的免疫系统、组织修复、激素及体内各种酶的合成，进而影响到人体正常的新陈代谢。随着年龄的增长，老年人对蛋白质的消化、吸收、代谢能力减弱，造成蛋白质利用率下降，所以患者每天都要保证充足的蛋白质供应（前列腺结石患者例外），而且应以供给优质蛋白质为主，如牛奶及其制品、鸡蛋、豆类及其制品、禽类、水产类等。

习惯一：多食用清淡又富有营养的食物

前列腺疾病患者宜吃清淡、富含水分的食物，如汤类，还要多食用鸡肉、鸭肉、鱼肉等肉类，多喝牛奶，多吃蔬菜。苹果、梨、西瓜、柚子、枇杷等蔬果很适合前列腺疾病患者食用，这些水果有助于保持大便通畅。如果大便太干，会挤压前列腺，加重前列腺的不适症状。

习惯二：多吃含锌的食物

前列腺液中含有一种抗菌蛋白，其主要成分为锌。这一抗菌蛋白能增强细胞的吞噬功能，其抗菌作用与青霉素相似，因此适量补充锌含量丰富的食物能提高人体的抗菌能力。比如南瓜子、菠菜、香菇、腰果、脱脂奶粉、牡蛎、牛奶、新鲜豌豆、胡萝卜、猪腰、牛排等。

习惯三：多吃利尿的食物

前列腺患者可多吃干贝、草莓、栗子、胡桃等食物，可以缓解尿频、夜间尿失禁等症状。另外，还应注意补充具有利尿、补肾助阳作用的食物，如虾、鲤鱼、鹿肉、甲鱼肉、赤豆、银耳、枸杞子、冬瓜、茯苓、鲜茅根等。

健康小贴士

对前列腺疾病患者来说，除了注意日常的饮食保健外，还应注意自我护理，避免过度劳累和剧烈运动。另外还要定期到医院进行检查，每两月应做 1 次直肠指检，半年复查 1 次前列腺 B 超，以了解前列腺的变化。平时还应保持心情舒畅，参加适度的体育锻炼。

前列腺疾病患者要多吃这些食物

研究发现，一些食物对前列腺疾病的预防和辅助治疗有很大的帮助。

南瓜子。锌是人体不可缺少的一种元素，其与人体的生长发育、新陈代谢以及其他多种生理功能的关系非常密切。男性精液中含有大量的锌，体内缺锌会影响精子的数量与质量。南瓜子中含有丰富的微量元素锌，患前列腺炎的患者可适量食用。

番茄。番茄中含有丰富的维生素 C、钙、钾等元素，具有提高免疫力，促进钙质吸收和沉积的作用。番茄中所含的番茄红素还具有"疏通"腺体，预防前列腺疾病的作用。

胡萝卜。胡萝卜中含有丰富的 β‒胡萝卜素，其在体内可转变为维生素 A。维生素 A 是一种抗氧化物质，可以提高机体的抵抗力，有助于预防前列腺炎症和肿瘤的发生。

黄豆。黄豆中的植物性激素可以稳定男性体内雄性激素和雌性激素的平衡，有助于预防前列腺肥大、前列腺炎、前列腺癌。

海鲜。除南瓜子外，海鲜中也含有丰富的锌，如蚝、虾、蟹等。一颗小小的蚝中的锌含量可满足一个正常人一天的锌需求量，此外，蚝中还含有大量的牛磺酸和糖原，两种物质可以提升肝脏功能，滋养身体。

前列腺炎患者的饮食禁忌

忌辛辣食物。辣椒、生蒜、大葱、胡椒等刺激性食物会引起血管扩张和器官充血。有一些慢性前列腺炎患者有吃辛辣食物的习惯，常常在疾病症状较重时能够节制，症状稍微缓解时又不加注意，这也是前列腺炎迁延难愈的一个重要原因。

忌生冷食物。冰冻饮料、生冷食物的寒性刺激会使前列腺收缩，导致排尿不通畅。

忌发物。前列腺炎患者对发物非常敏感，如羊肉、猪头肉、雀肉、鹿肉、韭菜、蒜苗等，临床常见前列腺炎患者食用发物后会出现小便不通的症状。这是由于发物进入人体后，会刺激机体，使已经病变的前列腺充血、水肿而压迫尿道所致。

忌酒。酒有扩张血管的作用，平时人们经常看到所谓的"一喝酒就脸红"的现象就是酒精扩张面部血管的结果。对于内脏器官，酒精扩张血管引起的脏器充血也是非常明显的，前列腺当然也不例外。由于一些人有长期饮酒，甚至酗酒的习惯，患慢性前列腺炎就不容易治愈，即使治愈也容易复发。因此，前列腺炎患者最好能做到"滴酒不沾"。

戒烟。香烟中的焦油、亚硝胺类、一氧化碳、烟碱等有毒物质，可以直接毒害前列腺组织，干扰支配血管的神经功能，影响前列腺的血液循环，加重前列腺的充血。

为了避免前列腺长期、反复地慢性充血，前列腺炎患者一定要克服上述不良饮食习惯与嗜好，尤其是在疾病的缓解期，更要注意持之以恒，以免因为一时的"痛快"而加重病情，导致长时间的痛苦。

健康小贴士

前列腺炎患者还有一些药物禁忌。有些药物如东莨菪碱、樟柳碱、阿托品、山莨菪碱及普鲁本辛等解痉药，多虑平等三环类抗抑郁药会使膀胱逼尿肌松弛，造成排尿困难，甚至尿潴留。扑尔敏、异丙嗪、苯海拉明等抗过敏药，吗啡、美加明、麻黄碱、肾上腺素、安血定等药物可影响排尿，临床上都应谨慎使用或禁用。

前列腺结石患者的饮食原则

多吃富含维生素 A 的食物

维生素 A 可以保持尿道内膜健康，避免前列腺结石症状加重，同时还可以预防前列腺结石复发，因此患者可以多吃富含维生素 A 的食物，如胡萝卜、洋香瓜、绿花椰菜、番瓜、牛肝，但高剂量的维生素 A 补充剂有毒，患者服用前要向医生请教。

服用镁及维生素 B_6

科学研究发现，适量的镁及维生素 B_6 对前列腺结石的治疗也有所帮助，可降低 90% 的前列腺结石的复发率。

限制维生素 C 的摄入量

我们都知道维生素 C 是一种对人体非常有益的物质，但是对于结石患者，特别是草酸钙的结石患者来说，维生素 C 并不合适。因此，前列腺结石患者特别是草酸钙结石患者要限制维生素 C 的摄入量。

多喝水

前列腺结石患者多喝水可以稀释尿液，减轻前列腺结石的症状。每天饮水量应保证至少 1700 毫升。

限制盐分的摄入量

前列腺结石的形成与盐的摄入量密切相关，因此防治前列腺结石就应减少盐分的摄入量，尽量少吃含盐量高的食物，每天盐摄入量要少于 5 克。

减少蛋白质的摄入量

前列腺结石患者要尽量控制蛋白质的摄入量，摄入过多的蛋白质对前列腺结石患者有害无益，常见的蛋白质含量丰富的食物有奶酪、畜禽肉类、鱼等。

控制钙的摄入量

钙元素是形成前列腺结石的主要物质之一，前列腺结石患者要尽量减少钙的摄入量，少吃富含草酸盐的食物，如芹菜、香菜、菠菜、青椒、甜菜、巧克力、豆类、葡萄、草莓及茶。一般的胃药中常含有大量的钙，如果患上钙结石，服用胃药时要选择含钙量较少的药物。

前列腺结石患者控制钙的摄入量，不代表禁止摄入钙。钙是人体必需的矿物质，每天摄入适量的钙是必需的，患者最好能够在医生的指导下，在饮食中合理控制钙的摄入，同时多做运动，减少钙在血液中沉积。

前列腺疾病的常见心理问题

前列腺疾病是男性生殖系统的一种常见病，由于其解剖结构的特殊性，造成前列腺疾病的临床症状有很多种，部分患者的症状会反复发作，临床治疗效果也存在个体差异。其中，40% ～ 60% 的患者都伴有不同程度的心理问题，因此在前列腺疾病的治疗中，心理问题应该作为一种病因来做处理和治疗，从而实现对前列腺疾病的立体治疗。

临床表现

（1）**自卑心理**。前列腺疾病很可能会造成患者的性功能与生育功能的变化，如性欲减退、早泄及不育症等。有性功能减退症状的患者很容易产生自卑心理，而传统观念又使部分患者不愿就医从而任其发展，久而久之，就会陷入其中不能自拔，形成人格障碍。

（2）**焦虑和恐慌情绪**。这类患者通常把前列腺疾病误当成性病而产生羞愧、恐慌、自责情绪，不敢向家人或朋友诉说，或因为诉说后不能得到理解，使心里更加不安。另外，一些患者对前列腺疾病的并发症过于恐惧，或是因为病情迟迟不见痊愈而焦虑，进而出现失眠、精神恍惚，甚至出现焦虑性神经症。

（3）**忧郁和多疑心理**。这种情况常见于性格内向的患者，他们大多不善于与人沟通，人际关系也比较单一。遇到事情时总是畏首畏尾，而且生性多疑，在治疗过程中犹豫不决，或是既想治病又怕花钱，或是诊治过程中的一些小偏差，哪怕是微小的变化也会让他们疑虑重重，甚至会怀疑医生的治疗出现了问题。

（4）疑病症。这类患者对病情有种固有的恐惧心理，也许比较了解前列腺疾病的危害，因而固执地认为自己患有这种病，虽然医生给予否认，但带给他们的不是欣慰，而是进一步的疑虑与不安。于是他们执着地去做一个又一个咨询检查，最后无法解脱，他们有时甚至会怀疑自己的朋友与家人也有类似的疾病。

（5）逃避心理。从心理学角度来讲，逃避心理是人类的一种正常的心理防御机制，但是如果频繁地使用这种机制，会让人产生人格上的障碍。有的前列腺疾病患者自以为这种疾病不会危及生命，心存侥幸，或因为前列腺疾病易反复而失去了治疗的信心，这种患者通常会逃避疾病对身体产生的损害，进而采取任其发展的态度。

针对这种情况，医生可以采取这样的对策

（1）让患者了解前列腺疾病。前列腺疾病伴随的心理问题多是由于患者在认识上的偏差造成的，因此让患者了解疾病的病因、并发症和治疗方案等具体细节很有必要。另外，医生针对治疗中出现的问题要向患者作出科学合理的解释，而不是任其道听途说或听信某些不负责任的宣传。

（2）让患者树立战胜疾病的信心。患者不能因为疾病易反复而丧失战胜疾病的信心，前列腺疾病虽然病情易迁延且治疗过程漫长，但

并不表示不能治愈。只要治疗方案有针对性，用药合理，并保持良好的生活习惯，前列腺疾病是可以治愈的。

（3）医生在诊治过程中，要细心观察患者细微的心理波动，及时做出有效的处理，以免积少成多引发心理疾患。尽量在短时间内解决患者的病痛，避免患者对疾病诊治过程中的某些环节产生疑虑不安的心理。

（4）有针对性地对患者进行心理疏导，帮助他们摆脱心理上的困境。对于患者在短时间内无法摆脱的问题，如疑病症、焦虑神经症、自卑感等可以采用对症治疗的方法，如心理转移法、暗示治疗、镇静治疗或者聘请专业的心理医师进行治疗等。

秋冬季节的前列腺保养

进入秋冬季节，部分前列腺疾病患者的症状有一定的减轻，这容易让人放松警惕，从而延误治疗。为此，患者一定要注意气候变化，养成良好的生活习惯。

保持充足睡眠，不要过度劳累

一个人睡眠严重不足，会导致尿频，时间长了易引发慢性前列腺炎。有些人长期加班，导致焦虑、烦恼、愤怒和心理紧张等，这是很多慢性前列腺炎患者表现出的情绪前兆。

充足休息和调节情绪是预防和治疗前列腺疾病的"法宝"，每天保证 7～8 小时的睡眠。如果可以，中午还可以睡个午觉。平和的心态也会让人受益匪浅，即使得了轻微的前列腺炎，只要多多休息，放松心情，加上一些药物治疗，症状就会慢慢消失。

避免久坐，适量运动

久坐会让血液循环变慢，导致局部的代谢物堆积，腺管阻塞，腺液排出不畅，进而引发慢性前列腺炎。另外，冬天穿的衣服较多，内裤不够透气，还会造成血液循环受阻，引发无菌性前列腺炎。

因此，在连续工作或玩游戏 1 小时后，要站起来休息几分钟，活动一下四肢，这不仅能使脊柱及肢体得到放松，还有助于保护前列腺。

适量的运动有益健康，成年人每周应进行150 ～ 300分钟中等强度或75 ～ 150分钟高强度有氧运动。

少吃辛辣食物

除了消化道外，辛辣食物对前列腺和尿道的刺激也很大。经常食用辛辣食物会造成前列腺血管扩张、水肿，导致前列腺的抵抗力下降。如果实在不可避免，可以再来一盘西红柿炒鸡蛋，因为西红柿中的番茄红素有助于保护前列腺。

少喝酒或不喝酒

前列腺是一个对酒精非常敏感的器官，当它受到酒精的刺激后，局部的毛细血管会迅速扩张、充血。酒精浓度越高，前列腺的肿胀程度就越严重。若酒局无法避免，可以适量喝一些啤酒和红酒，它们的酒精度不高，而且还有不同程度的利尿作用，可以少量饮用。

性生活要有规律

夫妻过性生活是不分季节的，但在秋冬季节，气候寒冷，人体需要更多能量来御寒，故古人有"冬季禁欲"的说法。前列腺患者过性生活要有规律，过度的性生活对前列腺有不利影响。

前列腺炎之保健操篇

前列腺炎的症状因人而异，而且导致其发病的原因有很多，患者需要积极配合医生的治疗，做好全面的护理工作。在生活中除了饮食保健外，患者还可以适当做一些运动保健。

运动可以促进血液循环，降低精神压力，还可以帮助患者改善大脑与肌肉的调节功能，增强体质。当人体处于运动状态时，会使全身的血液循环加快，前列腺、盆腔等局部的充血状态就会减轻，而盆腔等局部充血正是造成前列腺炎症的一个重要原因。

另外，做运动会让人们全身心地投入其中，有利于缓解精神紧张、情绪焦虑等。当紧张、焦虑等情绪得到缓解后，对前列腺炎的康复会大有裨益。适量运动还可以消除因前列腺炎引起的各种表现，如小腹疼痛、腰酸和神经衰弱等各种症状。但运动不能太过剧烈，如果运动过度，会造成体力衰竭，对患者的病情恢复不好。

下面为大家推荐一套保健操，经常练习有助于提高患者的生活质量和减轻疾病带来的痛苦。

这套保健操可以在自我按摩后进行，也可以单独操练。这套操一共分为 13 节，练习时根据患者的体力情况和时间可进行全套练习，也可只做几节。每节的动作可以做 2 ～ 3 次，也可以做十几次。

第1节

（1）仰卧，两手枕于脑后，双腿伸直，双足略微分开。

（2）吸气时用力收缩腿部肌肉，同时上提肛门，坚持10秒。

（3）呼气时放松肌肉。

（4）重复5次。

第2节

（1）仰卧，两手枕于脑后，屈膝足掌撑床，双足略微分开。

（2）用力将臀部及腰背上抬。

（3）吸气时用力收缩会阴部肌肉，同时上提肛门，坚持10秒钟。

（4）呼气时放松肌肉，姿势还原。

（5）重复3次。

第3节

（1）仰卧，两腿伸直，两臂置于身侧，掌心朝下。

（2）吸气时两臂保持伸直，以肩为轴向上向后抬至头上。

（3）呼气时将两臂收回。

（4）重复5次。

第4节

（1）仰卧，左腿弯曲。

（2）吸气时用双手将左膝抱紧至胸前。

（3）呼气时姿势还原。

（4）换右腿同样运动。

（5）各做 10 次。

第 5 节

（1）取坐位姿势，把臀部置于椅子边缘，双手伸直扶持座椅两侧，双膝自然分开与肩同宽。

（2）吸气时挺胸、挺腹、抬头，以臀部为轴自左向右旋转上体。

（3）收腹低头，呼气并自右向左旋转上体。

（4）重复 5 次左右。

第 6 节

（1）取坐位姿势，把臀部置于椅子边缘，双手伸直扶持座椅两侧，双膝自然分开与肩同宽，两手掌紧按双膝。

（2）吸气时全身用力绷紧肌肉 10 秒。

（3）呼气并放松。

（4）重复 10 次。

第 7 节

（1）直立，双臂抱合在一起，右手握左肘，左手握右肘，双手背触及双膝。

（2）吸气并上提肛门，坚持 10 秒。

（3）呼气并放松肌肉，体位复原。

（4）重复3次。

第8节

（1）俯卧，前额枕在双臂上。

（2）自然呼吸，双腿交替抬高放下。各重复10次。

第9节

（1）俯卧，前额枕在双臂上。

（2）自然呼吸，腿抬高后向外侧分开，坚持30秒。

（3）放归原处后换另一条腿练习。

（4）重复3次。

（5）每练习一次可休息2分钟。

第10节

（1）盘腿而坐，右小腿置于左小腿上。

（2）上身挺直，双手掌按在双膝上。

（3）吸气时收缩会阴部肌肉，上提肛门，坚持10秒。

（4）呼气并放松肌肉。

（5）重复5次。

第 11 节

（1）盘腿而坐，左腿伸直，右腿弯曲，右足跟尽可能靠近会阴，两手放在膝盖上。

（2）吸气时前躬上身，下颏紧贴胸前，收缩会阴部肌肉并上提肛门，双手指尖触左足尖。

（3）呼气时放松肌肉，动作复原。

（4）重复 5 次后，左右腿交换。

第 12 节

（1）上身挺直，下身跪姿，两足趾靠拢，足跟向两侧分开。

（2）臀部坐在足掌上，腰背挺直，用大拇指触摸足跟，其余手指触摸足底。

（3）吸气时紧缩上提肛门。

（4）呼吸时放松肌肉。

（5）重复 5 次。

第 13 节

（1）仰卧，双足双腿并拢，双手倒叉腰。

（2）将双足、双腿和腰背尽量抬起并伸直，停留 60 秒后放下。

（3）重复 5 次。

健康小贴士

除了保健操之外，前列腺炎患者可以每日早晚按摩会阴 100 次，提肛、吸气 100 次，意守丹田后引气至会阴，收缩会阴，等会阴部有热感即可。一般按摩一个月后，前列腺炎症状会出现明显好转。

前列腺增生的术后保养法

秋季是做前列腺增生手术的最佳时机，患者要选择正规的医院进行治疗。同样，手术后也应采取正确的护理方法进行护理，如果护理方法不正确还可能导致前列腺增生的复发。这里我们就简单介绍一下前列腺增生手术后的护理保养方法。

如果患者的手术时间是在秋末或初春，这些时节天气变化无常，冷空气可能随时袭来，前列腺增生患者一定要注意防寒，预防上呼吸道感染。在手术后要绝对戒酒，饮酒可以使前列腺及膀胱充血、水肿而诱发尿潴留。少食辛辣的食物，它们不仅可以导致性器官充血，还会使痔疮或便秘症状加重，压迫前列腺，加重排尿困难。不要憋尿，憋尿会造成膀胱的过度充盈，使膀胱逼尿肌张力减弱，也容易诱发急性尿潴留，要做到有尿就排。避免久坐，进行适当体育锻炼，有助于减轻不适症状。

平日里可以按摩小腹，点压脐下气海、关元等穴位，有利于膀胱功能恢复，促进膀胱排空，减少残存尿液。另外，患者还应避免性生活过度。

做收腹提肛操。随着自己的呼吸，吸气时收小腹缩肛门，呼气时放松肌肉，连续做百次。每天上午、下午各做百次，姿势不限，无论是站着、坐着、躺着都可以。

增加会阴部的运动量。练太极拳可以改善会阴部的血液循环，防治前列腺增生。

综上所述，在前列腺增生的治疗过程中，保养是其中重要的一环，患者除了养成良好的生活习惯和饮食习惯外，还需要进行必要的体育疗法，这样不仅能对前列腺增生的治疗带来帮助，还能很好地预防前列腺增生。

健康小贴士

前列腺增生患者常会出现小便不畅等症状，进一步加重了前列腺的负担。患者如果感到小便不畅，可以采取取嚏探吐法。方法是用一根消毒棉签轻轻刺激鼻内取嚏，或者在喉咙处用羽毛探吐，使上窍开而小便自利。

有规律的性生活

前列腺作为男性的重要性腺器官，与性生活有非常密切的关系。性生活是夫妻幸福生活的重要组成部分，和谐美满的性生活是男女生理的天然需要，也是维护身心健康和加深夫妻感情的一个重要手段。进行有节制、有规律的性生活，定期排放腺体内的前列腺液，可以缓解前列腺的胀满感，促进前列腺液不断更新，有助于前列腺功能的正常发挥和前列腺疾病患者的康复。

然而，在现实生活中却有很多性生活不规律的现象。婚后长期不进行正常性生活的人群，以及夫妻两地分居或独身者都很难保证有规律的性生活和排精。还有一部分前列腺炎患者由于存在射精痛，或担心性生活会使病原菌传染给配偶等原因而严格节制性生活，长期禁欲。

在性兴奋时会导致前列腺液分泌增加，如果频繁性兴奋却未能排精，时间一长会造成前列腺液滞留于前列腺内或溢于尿道内，是前列腺炎发病的重要因素之一。滞留的前列腺液为细菌等微生物的生长繁殖提供了良好的环境，使其在男性尿道内大量生长繁殖并扩散到前列腺内。此外，前列腺液的长期滞留，会引发病原体感染，成为前列腺结石形成的重要因素。事实上，有规律的射精可以帮助前列腺液得到彻底的排泄。

当然，性生活也要防止过犹不及。过度的性生活会造成前列腺组织出现功能性收缩，造成前列腺的主动或被动充血，这也是前列腺炎和前列腺组织损伤的诱发因素，并可能使已经患有前列腺炎的患者的治疗效果大打折扣。在医学界，人们常常把在蜜月期间男性发生的前列腺炎命名为"蜜月型前列腺炎"，就是由于过度性生活造成前列腺的明显充血所诱发的前列腺炎。

因此，为了避免前列腺疾病的发生，大家要注意进行适度、有规律的性生活。但性生活的频度要因人而异，不能一概而论。一般来说，性生活的频度因个人年龄、健康情况和心理状态而定。有些新婚夫妇，在蜜月里几乎天天过性生活，这是不可取的。无论何时，性生活都应该适当加以节制，不宜过度。调查显示，男性性生活的次数一般会随年龄的增长而递减，在 22 ~ 25 岁期间，每周平均为 3 次；32 ~ 35 岁，每周平均为 2 次；在 41 ~ 45 岁，则降到每周 1 次。当然，这只是一个平均数。每个年龄组的差别很大，有的人多到一天数次，而另一些人少到每月一次，所以不能仅从频率上来判断性生活是否适度。

衡量性生活的具体频度可看第二天早晨是否精神饱满、身心愉悦。如果在性生活后的第二天或几天之内出现以下情况，又查不出什么原因，则可以认为性生活是过度了，应该适当节制，适量延长性生活的间隔时间。

● 无精打采，工作容易感到疲惫，精力不集中，昏昏欲睡。

● 全身无力，腰膝酸软，头晕目眩，甚至眼冒金星。

● 面色苍白，两眼无神，神态憔悴。

- 常出虚汗，失眠多梦，不易入睡。
- 没有食欲，并有轻度的恶心感。

健康小贴士

在性生活中，射精动作会使前列腺的平滑肌收缩，促进前列腺液排入尿道，可以起到引流作用。

第六章

前列腺疾病的疑问

　　尽管前列腺疾病是男性疾病中较常见的一种，但不同的患者还会有不同的问题。如果你对前列腺疾病依然有疑问，不妨看看下面的内容。

对前列腺液的两大疑问

疑问一：前列腺液是由哪些成分构成的

前列腺液是前列腺的分泌物，正常情况下为稀薄的淡乳白色或无色液体，有蛋白光泽。前列腺液的分泌受雄性激素的控制，每日的分泌量 0.5 ～ 2 毫升，它是精液的重要组成成分。

前列腺液中含有很少的蛋白质，主要包括高浓度的锌离子、蛋白水解酶、纤维蛋白溶酶、酸性磷酸酶、柠檬酸盐等。其中的蛋白水解酶和纤维蛋白酶可以促进精液液化。而医生通过检测酸性磷酸酶和柠檬酸盐，可帮助判断患者的前列腺功能及是否发生癌变。

在显微镜下观察前列腺液，可以看到如下成分：①血细胞：包括白细胞和红细胞，正常情况下在每高倍视野下白细胞的数量不超过 10 个，而且分散，不成堆、成串出现。②卵磷脂小体：其为圆形小球，大小不一，在前列腺液中分布均匀，折光性强，数目较多。另外，前列腺液中还可偶见精子、上皮细胞和淀粉颗粒等。

疑问二：前列腺液和精液是一回事吗

前列腺液与精液关系密切，但二者又有很大的不同。前列腺液是精液的组成部分，主要由前列腺分泌，而精液则是多种腺体的分泌物共同构成的。精液是精子和精浆的混合物。精子是在睾丸曲细精管中产生的活细胞，数目众多，而精浆则是由睾丸、附睾、前列腺，精囊腺和尿道球腺等的分泌液组成的弱碱性液体，其中前列腺液占精浆的20% ～ 30%。精浆中最多的是精囊腺分泌液，占60% ～ 70%。精浆作为输送精子必需的介质，含有维持精子生命必需的物质，并能激发精子的活动力。

精液中含有高浓度的有机物质、无机离子和各种酶，其中许多与精液凝固或液化有关的酶都来自前列腺液，如纤维蛋白溶酶、精氨酸酯水解酶、氨基肽酶等。此外，柠檬酸盐全部由前列腺分泌而来，它的作用是维持精液渗透压和精子透明质酸酶的活性。

慢性前列腺炎诊断过程中的常见问题

疑问一："尿白"现象是否代表患上了慢性前列腺炎

经常有年轻人在医院询问说早晨排尿或排便时，常见到白色浑浊的液体流出，这是否是患有慢性前列腺炎呢？对于这个症状，要从两方面来考虑。

一种情况可以称作前列腺溢液。在正常情况下，一定量的前列腺液会随尿液排出体外，一般肉眼难以发现，而在年轻人中，由于体内的雄激素水平较高，前列腺液分泌量较多，经常性的前列腺充血可以使腺管扩张，在排尿时由于前列腺平滑肌被动收缩，很容易造成前列腺液的溢出。特别是在夜间，由于已经持续被动勃起，更刺激前列腺液的分泌，以至在早晨排尿时便会出现尿白现象。或者由于排便时前列腺受到挤压，排尿时都可以出现间断性的尿白现象。如果前列腺液内的白细胞不多，在高倍镜视野 10 个以下时可以考虑为前列腺溢液。但是在患有慢性前列腺炎时，由于炎症的刺激也可以出现尿白现象，这个时候检查尿液会发现白细胞较多，并伴随一定的临床症状，二者是可以区别的。

另外一种情况就是因为过度运动或食肉类、蔬菜后会导致草酸盐、磷酸盐类代谢过剩，而产生盐类尿结晶，存积在膀胱内，在排尿时排出体外，出现尿白现象。这个时候尿液的显微镜观察会发现大量的盐类结晶，或者在尿液中滴入少量盐酸，尿液由浑浊变为清晰，即可以明确原因。

疑问二：前列腺液检查中白细胞不多能否诊断为慢性前列腺炎

临床上经常会遇到这样的一些患者，他们有明显的腰骶部、会阴部疼痛，且伴有尿急、尿痛、尿白，但检查前列腺液时却很正常，在这种情况下能否诊断为慢性前列腺炎呢？这需要从以下几方面来考虑。

（1）如果患者是未婚青年，可能是前列腺充血导致的。这是因为患者的前列腺及精囊分泌液的产生与排精不协调，导致前列腺和精囊管阻塞，从而出现上述症状，也称为充血性前列腺炎。

（2）有的患者多次检查前列腺液均未发现过量的白细胞，也没有出现明显感染的病理改变，做细菌培养也找不到细菌，但是却有不同程度的尿频、尿痛和排尿困难，做尿流动力学检查发现最大尿流率降低，尿道膀胱测压为不稳定和痉挛性。其实这些患者并不是真正的前列腺炎，而是尿道肌和前列腺肌肉真性或痉挛性疼痛。在做直肠指检时按压两侧肛肌会有压痛，而按压前列腺却无压痛，这种症状称为梨状肌提肛肌综合征。

（3）还有一少部分患者由于前列腺炎症仅仅局限在一些腺管内，或者炎症潜藏较深，按摩前列腺不易排出，所以一两次的前列腺液检查结果并不一定反映前列腺的真实情况，应在间隔一段时间后再做检查，以明确诊断。

如果经过多次检查前列腺液均未发现异常情况，并排除了其他因素，可以按照前列腺痛治疗，这个时候使用抗菌药物是无效的，可尝试采用中医辨证治疗。

疑问三：患慢性前列腺炎后，前列腺液中的白细胞数差异较大的原因有哪些

（1）与前列腺按摩方法有关。患者做前列腺按摩时，如果手指插入过深，按摩到精囊使精液混同前列腺液一起滴出，导致前列腺液中包含了精囊中的一些细胞成分，并不能正确反映前列腺液中的白细胞数。如果按摩时用力过度会造成前列腺损伤，使前列腺液中的细胞数特别是红细胞数目明显增加。如果按摩时用力不足，不能将大部分前列腺液挤出，使前列腺液的细胞数相对减少。

（2）与前列腺本身的生理结构有关。前列腺分为中央区、外周区和移行区三部分，从病理统计来看，外周区易于感染，但外周区的分泌物排出比较困难，因此前列腺按摩所得的前列腺液主要来自中央区，而不是来自较易感染的外周区，所以前列腺液检查并不能完全反映整个前列腺的感染情况。

（3）与前列腺疾病病变的性质有关。当患者处于急性前列腺炎的充血期，前列腺管与间质细胞只出现充血水肿，因此前列腺液中的白细胞数目较少。在小泡期内形成较多的微小脓肿，在实质期内小脓肿会逐渐增大，前列腺液中的白细胞数目会出现明显增加。慢性前列腺炎患者因为前列腺发生纤维性变，腺管被上皮细胞或脓液阻塞，那么前列腺液中的白细胞数目可能会是正常的。

（4）与病情出现局灶性变化有关。在直肠指检时，医生常常会发

现前列腺的表面不规则，同时可触摸到局限性的柔韧区及局限性的硬结，所以任何一次的按摩并不能正确反映整个前列腺的情况。

（5）与被检测的涂片有关。由于前列腺液的黏稠度与非同质性状造成涂片的厚薄不一，在某些视野中仅看到少量的白细胞，而在另一视野中则可以看到成堆重叠的白细胞，其误差在20%～25%，因此仅通过一两个视野的检测判定白细胞数量的多少，是不够准确的。

前列腺炎与心理因素的关系大吗

疑问一：不良的心理因素可以引起前列腺炎吗

慢性前列腺炎是男性的常见病，它在临床上可以让患者烦躁异常、痛苦不堪，甚至觉得生不如死。临床发现，许多慢性前列腺炎患者的临床症状与精神心理因素的异常有很大的关系，如过度焦虑、恐惧、悲伤、疲惫等。健康男性出现一些不适症状也可能与自身的不良心理因素有关。

不良心理因素会使男性的盆腔肌肉发生不自主性的收缩，对膀胱与尿道造成不利影响，出现尿急、尿频、尿痛，下腹与会阴部疼痛等不适症状，还会刺激机体的自主神经系统，造成前列腺分泌量的改变，因此这些男性虽然出现了前列腺炎的相关症状，但全面的检查却难以发现明显的异常。患者在调整情绪或改变不良心理后，这些症状会明显减轻甚至会迅速消失。但如果这种不良情绪无法缓解，会让患者的临床不适症状持续存在，因而有学者称其为"紧张性前列腺炎"，它也是诱发前列腺炎的重要因素。

因此，焦虑、紧张等不良的心理因素可以引起前列腺炎的相关症状和前列腺炎。尽管这种因素现在还很难定量分析，但消除不良心理因素对预防前列腺炎的发生和发展肯定是有好处的。这类患者治疗的关键在于：让患者注意休息，保证充足睡眠，消除紧张情绪，适当应用一些调整自主神经功能的药物，以及其他对症支持疗法，可以帮助患者尽快消除或缓解症状。

疑问二：性心理因素对慢性前列腺炎有何影响

男性的性心理因素与慢性前列腺炎的发生有着非常密切的关系。慢性前列腺炎多发生于青壮年，这个年龄段正是性活跃期。由于处于这个年龄段的男性雄激素水平较高，前列腺分泌功能旺盛，在正常的性心理和有规律的性活动时，前列腺的分泌功能保持相对平衡。反之，性生活过频或长时间抑制会出现前列腺经常反复和持续不断地充血。

前列腺充血常发生于下面几种条件下：

（1）经常手淫或其他不正常的刺激会引起前列腺充血。

（2）在射精之前中断性交，使之不射精，如此反复会引起前列腺慢性充血。

（3）还有一些男性受传统观念影响颇深，怕性生活损伤身体，对其过度抑制，也会造成长时间自动兴奋及前列腺被动充血。

（4）有的已婚男性因女方怀孕或有病，或者因为其他原因不能进行性生活，而男方则性欲比较亢奋，经常的性冲动使前列腺液的分泌不断增加，聚集在前列腺内，造成前列腺过度充血。

由此可见，性心理机能的紊乱会造成前列腺被动或主动充血，而反复的慢性充血是产生慢性前列腺炎的最基本因素之一。

手淫是前列腺炎的罪魁祸首吗

在未婚男性中，手淫是普遍的一种现象；在已婚男性中，由于夫妻短期分居，或是出差等原因也常通过手淫来宣泄旺盛的性欲。

很多慢性前列腺炎患者时常怀疑自己的病与手淫有关，将手淫看作是患前列腺炎的罪魁祸首。

那么，手淫是前列腺炎的罪魁祸首吗？这要区别看待。

前列腺的血液循环特点是静脉血液回流阻力大，而动脉血液供应充足。如果长期存在前列腺反复充血的情况，会加重静脉的回流障碍，局部血液瘀滞，造成部分器官的免疫能力下降，细菌在此停留时间延长，大大增加了感染的概率。频繁手淫是造成前列腺过度充血的重要原因之一，少数患者长期形成的过度、频繁的不良手淫习惯，会使前列腺长期充血，造成前列腺正常分泌、排泄功能的紊乱，成为诱发慢性前列腺炎的原因。

但是人们也应该认识到，即使长期存在手淫习惯也不一定都会导致慢性前列腺炎的发生。绝大多数的成年男性只要把握一定的手淫频度，是不必担心手淫诱发前列腺炎的，且适度的手淫可以帮助清理前列腺液，缓解前列腺液的淤积，对保护和恢复前列腺功能有一定的作用。

前列腺炎与其他前列腺疾病的关系

疑问一：前列腺炎与前列腺增生、前列腺癌的相互关系

前列腺炎与其他前列腺疾病，如前列腺增生、前列腺癌的相互关系一直是前列腺炎患者普遍关心的问题，他们常常担心前列腺炎的久治不愈会慢慢转变成前列腺增生或前列腺癌。

前列腺炎常见于青壮年男性，而另外两种前列腺疾病则常发生于50岁以上的老年男性。近年来对前列腺增生和前列腺癌的研究非常广泛，对前列腺炎的研究却相对较少，而对前列腺炎与前列腺增生、前列腺癌的相互关系的研究则更加贫乏。

有研究报道显示，前列腺增生手术切除的前列腺中，有98% ～ 100%存在前列腺炎的组织学改变证据。在前列腺癌患者的前列腺组织活检标本中，有50%存在前列腺炎的组织学改变证据。理论上讲，前列腺增生会导致下尿道梗阻，尿道黏膜抵抗力降低，尿液反流并导致泌尿系统结石等都可能使前列腺增生并发前列腺炎，但是国内外在这方面的相关研究报道比较少。

疑问二：前列腺的感染与炎症是一回事吗

感染与炎症有不同的内涵，但却常常被患者混淆，并因此而影响了对疾病的判断和治疗。感染是指病原体侵入、繁殖并对机体造成一定影响的病理过程，因此有针对性地采用敏感药物以及抗病原体的药物是主要的治疗手段。感染也可以与机体保持一种相对平衡的状态而不会引起任何炎症反应，如乙型肝炎病毒携带者就无临床表现。前列腺内的病原体感染有时也可以与前列腺保持"相安无事"的状态，不会引起任何的临床前列腺炎样的症状。

炎症是机体对外界不良刺激的一种反应。这种不良刺激可以是病毒、细菌、真菌、寄生虫等病原体感染，也可以是组织器官的机械性损伤、应激反应、免疫反应异常或物理化学性刺激等诸多因素。因此，感染与炎症并不是完全相同，二者虽然存在重叠的情况，但也可以呈现分离的现象。

过去人们认为前列腺炎基本上都是由感染造成的，或至少在疾病的初期阶段由病原体感染诱发，因此治疗的重点往往是长期口服抗生素，但常常连续用药几个月甚至常年用药也不见效。近年来的研究认为，病原体感染因素仅占慢性前列腺炎的很小一部分，有的报道甚至称在5%左右。因此，对绝大多数慢性前列腺炎进行长期的抗生素治疗是没有任何道理的，也不会取得有效的治疗效果。

前列腺炎会影响妻子和生育吗

疑问一：前列腺炎对妻子有影响吗

许多患有前列腺炎的男性患者有这样的担心：前列腺炎会不会对妻子造成影响？一般来说，前列腺在发生炎症后，前列腺液中会含有不同数量的细菌，这些细菌会在性生活过程中随着精液进入女性阴道，可能在女性生殖道内引起炎症。但是，前列腺炎的致病细菌是否会传给女性并导致发病，受到许多因素的综合影响，如细菌数量的多少，细菌致病能力的强弱，女性身体的抵抗力如何等。同时，是否会传染也需要考虑前列腺炎是由什么细菌引起，如果是由支原体或淋球菌引起的，那么传染的概率就比较大些。而且与前列腺炎的严重程度也有一定的关系。如果是在急性期，高热等全身症状非常明显，会阴部的疼痛不适或排尿不畅等感觉较重，排出的细菌较多，传染给妻子的概率也会比较大。

因此，男性需要警惕，如果自身的前列腺炎是由衣原体、支原体等致病菌引起的，很可能会把细菌传染给妻子，造成妻子非淋菌性尿道炎等，进而还可能向深处入侵，感染子宫颈，使之发炎或糜烂，甚至会造成子宫内膜炎和输卵管炎，严重者还会影响生育。所以，当患者是由支原体和衣原体引起的感染，那么就需要和妻子同时接受检查和治疗，避免出现反复交叉感染。

疑问二： 慢性前列腺炎会影响生育吗

对于慢性前列腺炎是否会影响生育这一问题，目前还没有明确的认识，有的患者虽然前列腺炎症状很严重，但仍然可以生育。但从理论上来说，当前列腺有炎症发生时，对精液的质量和成分都会造成影响，从而可能引起不育。因此这个问题应该辨证来看待。

当前列腺发生炎症，会造成前列腺液的分泌量减少，从而使精液量也相应减少，干扰了精子的生存和活动，同时也使前列腺液中的酶的活性下降，精液黏度增大，液化时间延长。另外，炎症会使精液的酸碱度下降，当精液的酸碱度下降到精子最低要求的 pH 为 6～6.5 时，精子便会失去活性，不利于生殖过程的正常进行，从而影响生育能力。前列腺液中因炎症而存在大量的细菌、细菌毒素和炎性分泌物，会消耗精浆的营养成分，从而影响精子的存活率。

综上所述，大家不难发现患有慢性前列腺炎确实可能对生育产生影响，但从临床上看，大多数的慢性前列腺炎患者的生育能力是正常的，少数患者虽然同时合并有不育的病症，但应该认识到造成男性不育的原因有很多，如果过分强调慢性前列腺炎，往往会忽略真正的原因，从而延误了治疗的时机，也可能加重了患者对本病的恐惧感。如果夫妻双方经过系统检查并未发现其他引起不育的原因，也不必过分紧张，因为慢性前列腺炎是可以彻底治愈的。

前列腺增生与前列腺炎是不是一回事

前列腺增生和前列腺炎是两种性质完全不同的疾病。

从疾病的定义上来看，前列腺炎是指前列腺特异性和非特异性感染导致的急、慢性炎症，而前列腺增生是指在膀胱颈至精阜一段后尿道的腺体间质中出现了轻度的增生组织，结构以增生的结缔组织和平滑肌为主，并有增大的腺囊、增生腺管上皮呈乳头状向囊腔内突出，形成间质腺样组织的混合性结节。

从二者发病的原因来看，前列腺炎发病的原因主要有以下几方面。

（1）经常性地吸烟、过度饮酒、骑自行车等都可以引起前列腺充血，与前列腺炎发病有着非常密切的关系。

（2）受凉会引起前列腺的交感神经活动，导致尿道内压力增加，因收缩而妨碍尿液排泄，造成淤积而导致前列腺充血。

（3）部分性病患者是以淋菌性尿道炎最为常见，淋球菌经过尿道和前列腺管进入前列腺，进而可诱发前列腺炎。

（4）前列腺增生或前列腺结石使前列腺组织充血，造成感染，尿道扩张时因为操作不慎使尿道器械带入病菌而诱发前列腺炎。

（5）男士内裤如果设计不合理会造成会阴部长期处于高温潮湿的环境中。高温潮湿的环境是病毒、细菌滋生的温床，是引发前列腺炎的重要因素。而这点常常容易被人们忽视。

（6）前列腺按摩时用力过大，引起前列腺充血水肿。

（7）前列腺邻近器官如直肠、结肠和下尿路等发生炎性病变，继而通过淋巴管导致前列腺炎。

（8）身体其他部位感染病原菌可通过血液流到前列腺，诱发前列腺炎。部分非细菌性感染，如衣原体、支原体、脲原体、滴虫等感染都可能导致前列腺炎。

（9）性生活没有规律，如频繁性交、性交中断和性生活过度抑制等都可能引起前列腺充血，诱发前列腺炎。

前列腺增生则是由以下因素引起的。

（1）性激素代谢紊乱。睾丸除了产生雄激素外，还可以产生少量的雌激素，但正常男性保持了体内雄激素与雌激素的比例关系。老年人的睾丸逐步萎缩，睾丸酮的比例下降，前列腺得不到应有的支持而发生了前列腺组织增生，但补充睾丸酮却没有效果。另外睾丸萎缩会导致雌激素分泌量更低，从而造成前列腺增生。

（2）与双氢睾丸酮有关。实验发现，人体内雄激素在细胞质中一种叫做 5α – 还原酶的作用下，转变成双氢睾丸酮。这种酶可能是导致前列腺增生的原因，其仅限于前列腺组织中，所以双氢睾丸酮在前列腺组织中积聚，对于前列腺的生长起到"营养"作用。

前列腺钙化是怎么回事

前列腺钙化是前列腺发生炎症留下的瘢痕，是前列腺结石的前兆。前列腺结石常伴有慢性前列腺炎症，一般可通过 B 超检查看到这些病变。在患上前列腺钙化后一定要及时治疗，避免前列腺结石的产生。前列腺结石早期并没有明显的症状，一旦恶化，很容易会导致结石数量的突增，转变为多发性结石。那么，具体有哪些治疗方法呢？

抗生素治疗

抗生素治疗是目前治疗前列腺钙化最常用的一种方法。抗生素治疗急性前列腺炎有很好的效果，但对于慢性前列腺炎疗效并不令人满意。这是因为，病原体、细菌、微生物的耐药性是抗生素无法逾越的障碍；其次是药物在腺泡内难以发挥前列腺钙化的治疗作用，造成一用药症状就会减轻，停药后就反复的恶性循环。

注射疗法

注射疗法是抗生素治疗前列腺钙化的一个重要补充手段。静脉注射在前列腺内难以达到有效的治疗程度，因此便有了将抗生素直接注入前列腺的治疗方法，但是此疗法仍然存在很多弊端，如腺体损伤、尿道菌群失调、并发尿道炎症等，患者对于是否采用这种治疗方式需要谨慎对待。

物理疗法

物理疗法在临床上只作为一种辅助治疗手段，是指借助电、热、光、水、声等各种物理因素来治疗前列腺增生钙化，通过对前列腺发生作用，改善局部的血液循环，有助于炎症的消散，但并没有从根本上杀灭细菌、病原体及致病微生物等。

中医治疗

当细菌性前列腺炎或非细菌性前列腺炎患者在接受西医治疗观察不到满意的效果时，可及时接受中医中药的系统治疗，以免迁延转变成慢性前列腺炎。

中医认为，前列腺钙化、结石、囊肿与前列腺炎的发病原因一致，都是因为气血瘀滞、下焦湿热所致。治疗上一般需要采用清利湿热与活血化瘀等中药配方。具体用药需要医生根据患者个体情况，辨证施治。